인지건강
주거환경

—

가이드북

주거 환경

주거환경 가이드북은
어르신 생활 행동에 눈높이를 맞추어
구성하였습니다. 어르신이 생활하는
주거 환경 속에서 인지건강을
도울 수 있도록 가이드를 제시합니다.

목차

Table of Contents

시작하며 Preface

신체·정신 건강이 약해지신 어르신과 그 가족이 더불어 살 수 있도록

인지능력이 저하된 어르신과 그 가족은 일상생활에서 많은 어려움을 겪고 있습니다. 이 가이드북은 이분들이 주거환경, 실외환경, 시설환경에서 당면한 문제들을 지혜롭게 헤쳐 나갈 수 있도록 돕는 것을 목적으로 하고자 합니다.

이 책에서 제시하게 되는 아이디어들은 서울시의 시범사업과 학계의 연구, 해외사례를 기반으로 이루어졌으며, 우리나라의 생활방식을 적용하여 정리하였습니다.

인지건강이 약해지신 어르신과 가족의 삶의 질이 보다 나아질 수 있도록 작은 도움이라도 되었으면 합니다.

· 인지 : 자극을 받아들이고, 저장하고, 인출하는 일련의 정신과정. 지각, 기억, 상상, 개념, 판단, 추리를 포함하여 무엇을 안다는 것을 나타내는 포괄적인 용어로 쓴다. [비슷한 말] 인식(認識).〈출처 : 네이버 국어사전〉

인지건강 주거환경 가이드북

활용 팁 Tip

유용한 정보를 한눈에 알기 쉽게 담았습니다

첫째! 우리 집을 간단하게 체크해 보세요.

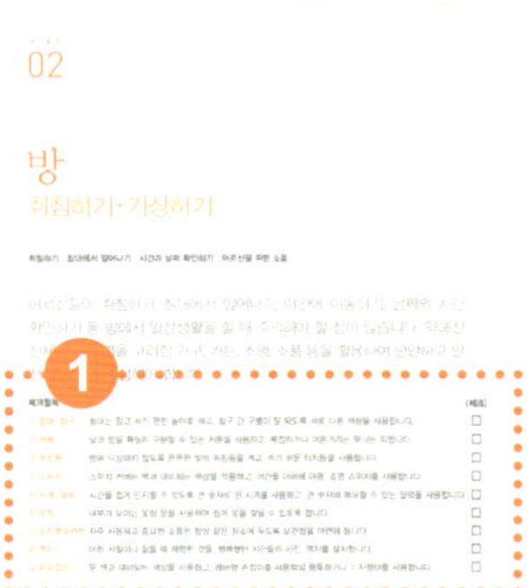

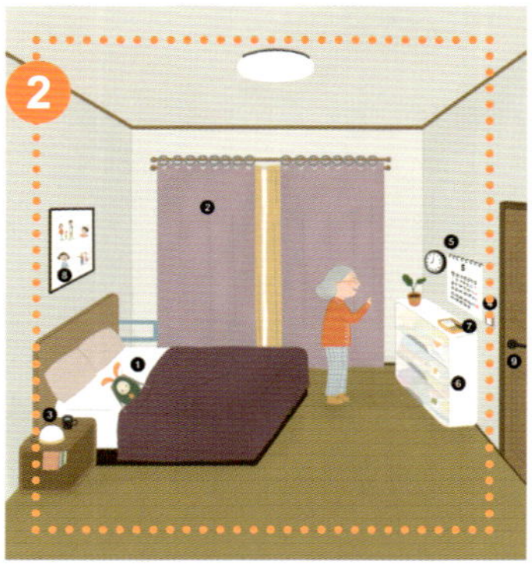

우리 집 공간 별 아이템은 **예시그림**을 활용하여 찾아보고, 주요 **체크항목**을 간단하게 체크해 봅니다.

1. **주요 요소 별 항목 체크**
2. **예시그림 활용하여 요소 별 위치 확인**

둘째! 부족한 부분은 여기서 찾아보세요.

1

8. 거울

· 혹 치매가 진행되면, 거울에 반사된 자신의 모습을 인지하지 못하고, 욕실/화장실 안에 다른사람이 있다고 생각할 수 있습니다. 이런 문제를 보이면, 거울을 없애는 경우도 있지만 다른 가족의 편의도 함께 고려하여 커튼, 블라인드를 치거나 장식을 달아둘 수 있습니다.

2

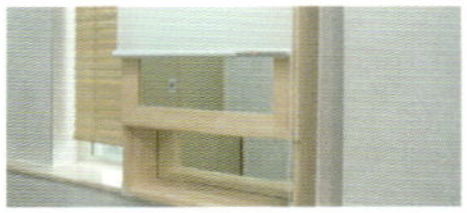
블라인드가 설치된 거울(●)

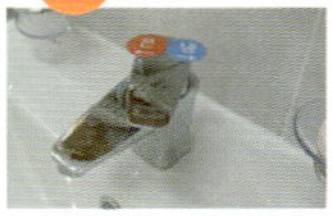
알기 쉬운 냉온 표시가 되어 있는 친숙한 형태의 수도꼭지(●)

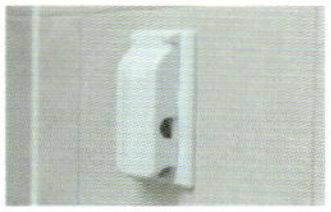
안전캡이 씌워진 콘센트(●)

점검결과에 따라 **적용방법과 주의점**을 이해하고, **사례사진**을 참고하여 세부적인 내용을 확인해 봅니다.

1. **적용방법, 주의점 확인**
2. **적용된 사례사진 참고**

셋째! 점검결과를 종합적으로 진단해 보세요.

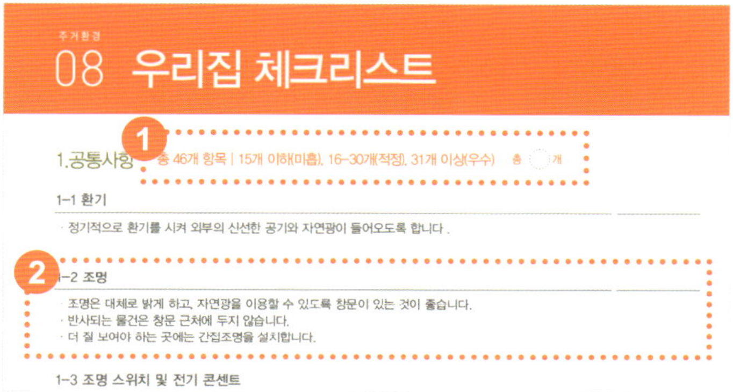

주거환경

08 우리집 체크리스트

1.공통사항 총 46개 항목 | 15개 이하(미흡), 16~30개(적정), 31개 이상(우수) 총 개

1–1 환기

· 정기적으로 환기를 시켜 외부의 신선한 공기와 자연광이 들어오도록 합니다 .

1–2 조명

· 조명은 대체로 밝게 하고, 자연광을 이용할 수 있도록 창문이 있는 것이 좋습니다.
· 반사되는 물건은 창문 근처에 두지 않습니다.
· 더 잘 보여야 하는 곳에는 간접조명을 설치합니다.

1–3 조명 스위치 및 전기 콘센트

세부적인 내용을 확인하셨다면, 체크리스트를 활용하여 **종합점수**를 매겨봅니다. 우리 집의 **인지건강환경 수준**은 어느 정도 일까요?

1. **인지건강환경 수준 진단**
2. **공간, 요소 별 체크리스트**

도움이 되는 정보, 쉽게 찾아보기

지원이 필요할 때 도움이 되는 정보, 서비스, 기관 전화번호를 확인하고, 용어설명을 활용하여 필요한 정보를 쉽게 찾아봅니다.

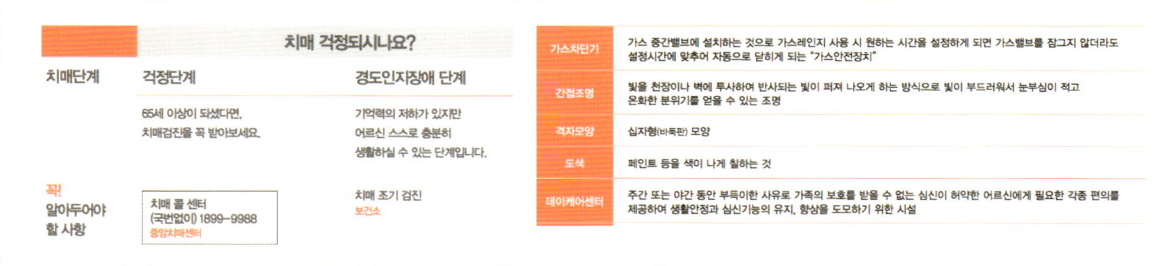

치매 걱정되시나요?

치매단계	걱정단계	경도인지장애 단계
	65세 이상이 되셨다면, 치매검진을 꼭 받아보세요.	기억력의 저하가 있지만 어르신 스스로 충분히 생활하실 수 있는 단계입니다.
꼭! 알아두어야 할 사항	치매 콜 센터 (국번없이) 1899–9988 중앙치매센터	치매 조기 검진 보건소

가스차단기	가스 중간밸브에 설치하는 것으로 가스레인지 사용 시 원하는 시간을 설정하게 되면 가스밸브를 잠그지 않더라도 설정시간에 맞추어 자동으로 닫히게 되는 "가스안전장치"
간접조명	빛을 천장이나 벽에 투사하여 반사되는 빛이 퍼져 나오게 하는 방식으로 빛이 부드러워서 눈부심이 적고 온화한 분위기를 얻을 수 있는 조명
격자모양	십자형(바둑판) 모양
도색	페인트 등을 색이 나게 칠하는 것
데이케어센터	주간 또는 야간 동안 부득이한 사유로 가족의 보호를 받을 수 없는 심신이 허약한 어르신에게 필요한 각종 편의를 제공하여 생활안정과 심신기능의 유지, 향상을 도모하기 위한 시설

인지건강 일상생활 스티커

평소 헷갈리는 물품, 공간 등에 인지하기 쉬운 스티커를 붙여서 활용하고, 비어있는 스티커는 필요한 내용을 직접 표기하여 적용합니다.

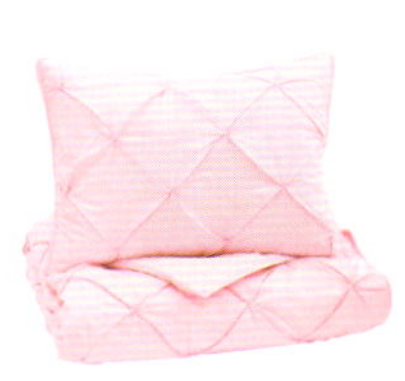

침구류

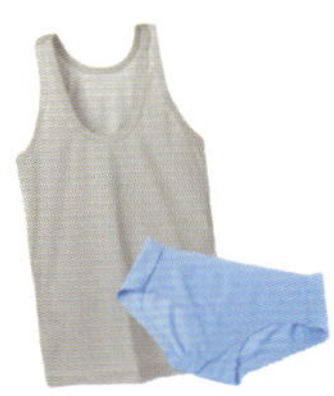

속옷

참기름	들기름	1일 3회	까지 먹기
설탕	소금	1일 3회	까지 먹기
샴푸	린스		
스킨	로션		
소화제	두통약		
감기약	주방세제		

※ 인지건강디자인 체험공간은 서울특별시 서초구 기억키움센터 내 '치매안심하우스'에 설치되어 있습니다.(02–591–1833)

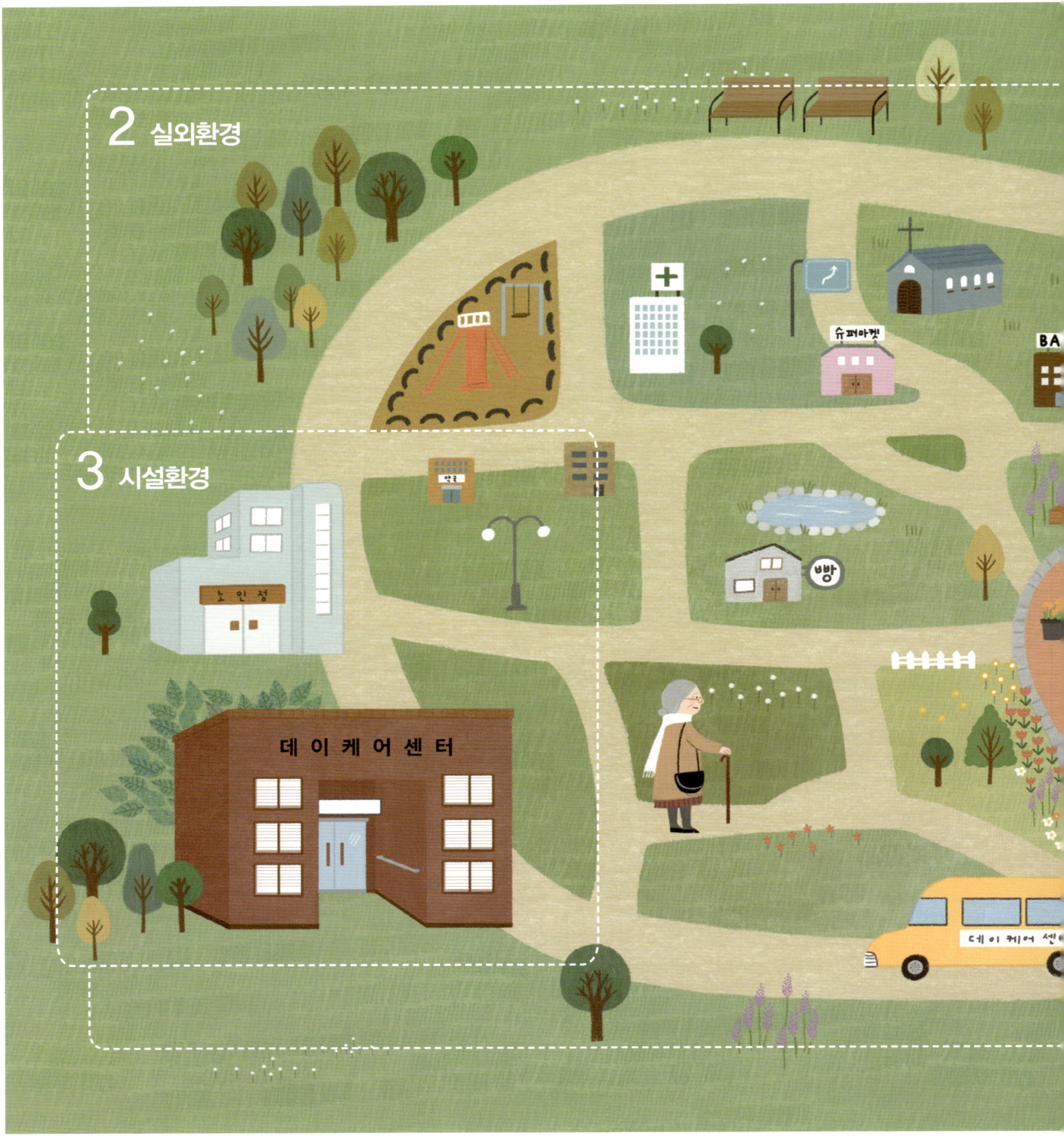
2 실외환경
3 시설환경
슈퍼마켓
약국
빵
노인정
데이케어센터
데이케어 센

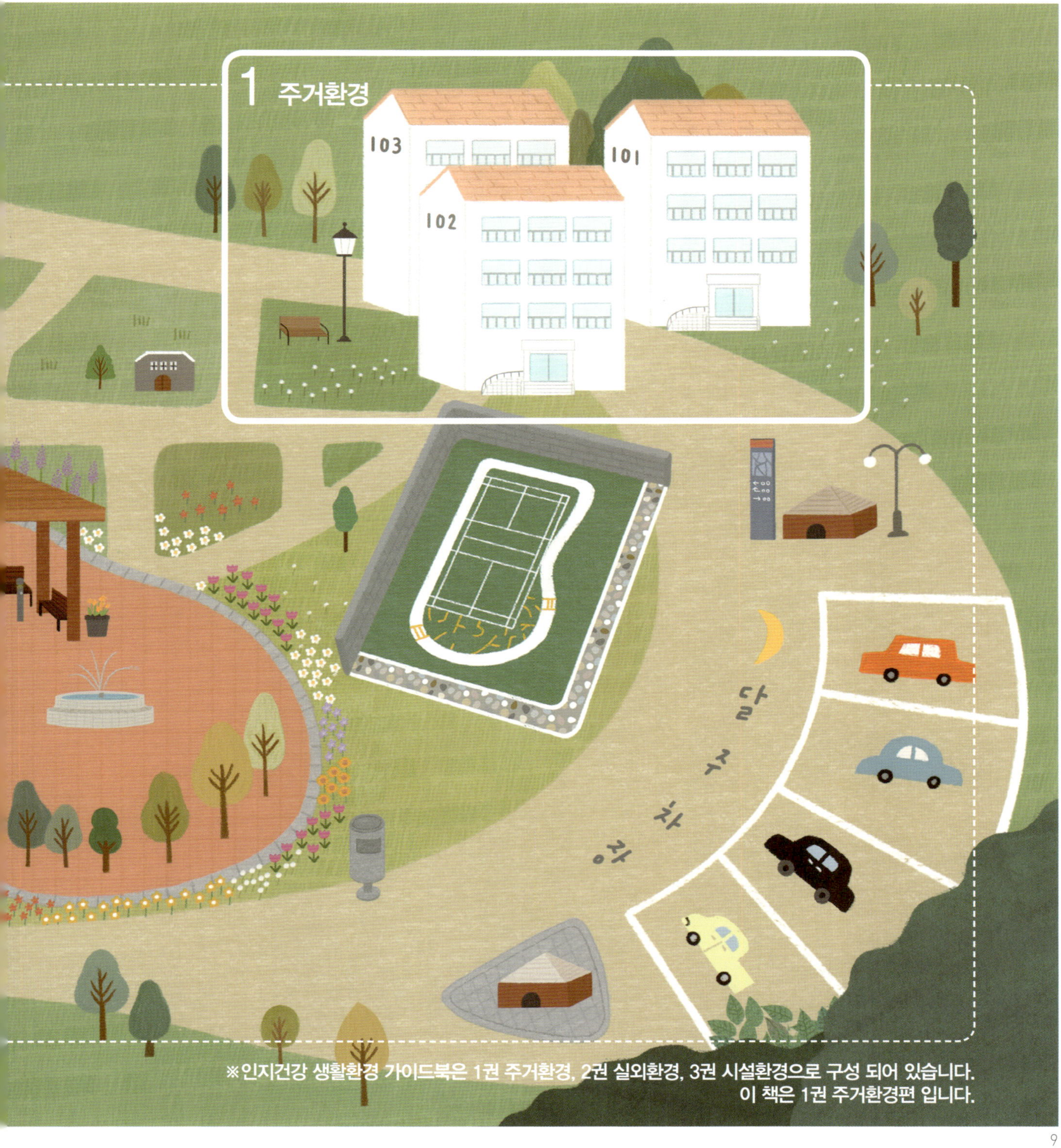
1 주거환경
103
101
102
달주차장
※인지건강 생활환경 가이드북은 1권 주거환경, 2권 실외환경, 3권 시설환경으로 구성 되어 있습니다.
이 책은 1권 주거환경편 입니다.

01

기본원칙

청결한 실내공기, 잘 보이는 공간,
명확한 시각정보, 안전한 동선,
기억에 도움이 되는 도구,
정서적 안정, 위험상황 방지,
돌발상황 대처

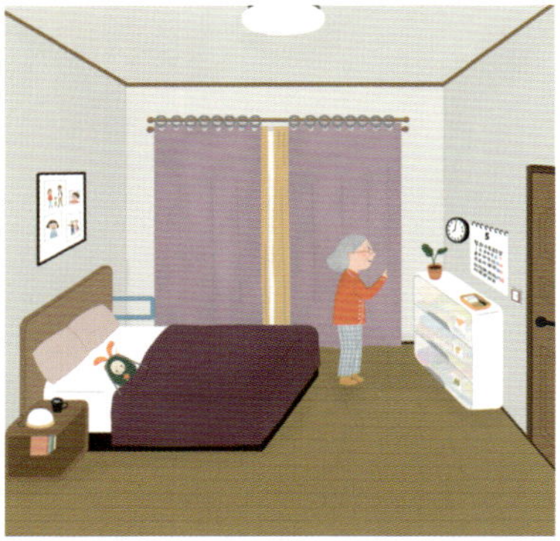

02

방

취침하기 · 기상하기

활동

취침하기,
침대에서 일어나기,
시간과 날짜 확인하기,
어르신을 위한 소품

체크해 보세요

침대, 침구, 커튼, 취침등, 스위치,
시계, 달력, 옷장, 보관함, 액자,
문손잡이

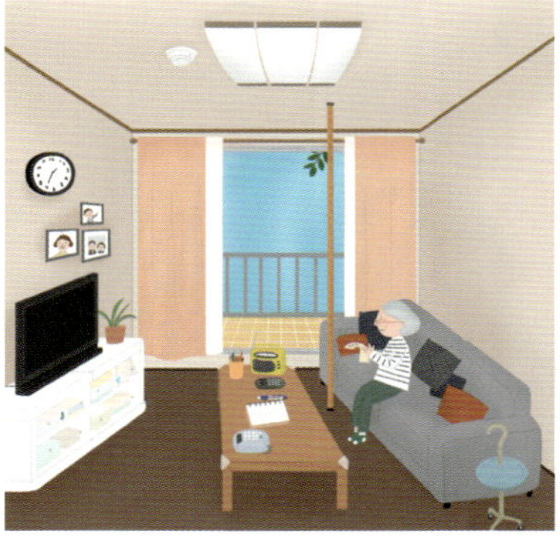

03

거실

휴식하기 · 활동하기

활동

전화연락하기, 텔레비전 보기 /
라디오 듣기, 취미활동하기, 물건찾기,
앉아서 운동하기, 메모하기, 추억하기,
안전하게 이동하기

체크해 보세요

전화기, 비상연락망, 메모장, 텔레비전,
라디오, 보관함, 표지판, 이름표, 액자,
가구, 바닥, 벽지, 모서리보호대

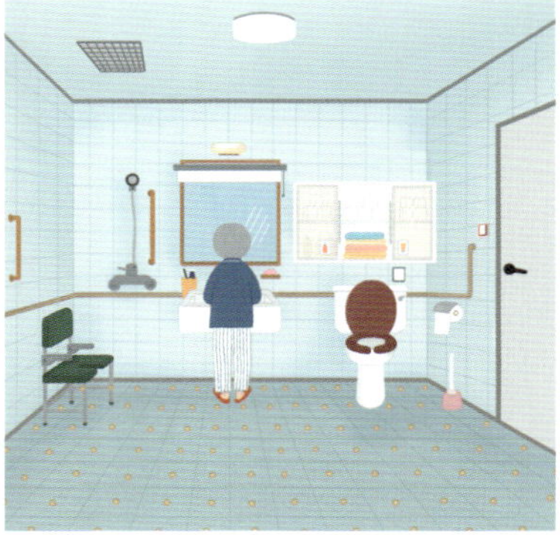

04

욕실 · 화장실

씻기 · 화장실가기

활동

화장실 들어가기, 스위치켜기,
샤워하기, 손씻기, 변기 사용하기,
위험상황 방지하기

체크해 보세요

조명, 바닥, 문, 문턱, 문손잡이,
스위치, 콘센트, 샤워용의자, 샤워기,
수납가구, 목욕용품, 거울, 세면대,
변기, 안전손잡이

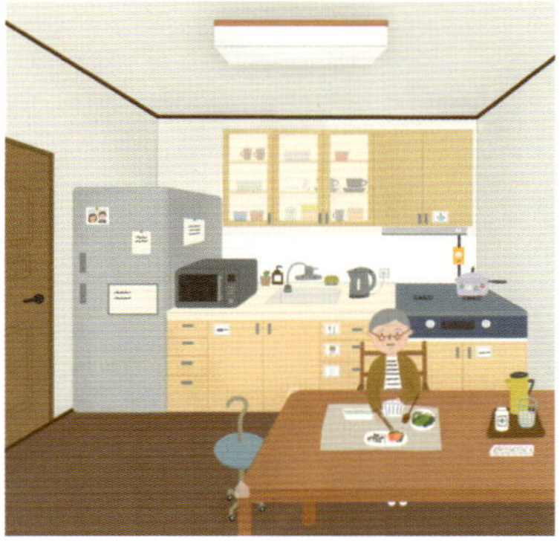

05

주방 · 식당

요리하기 · 식사하기

활동

식사 시간 확인하기, 식기 및 음식 꺼내기, 장 볼 물건 기록하기, 요리하기, 주방가구 이용하기, 약 복용하기

체크해 보세요

냉장고, 수납장, 식기, 싱크대, 가스레인지, 전기레인지, 가스타이머, 주방용품, 수도꼭지, 주방가구, 의자, 약통

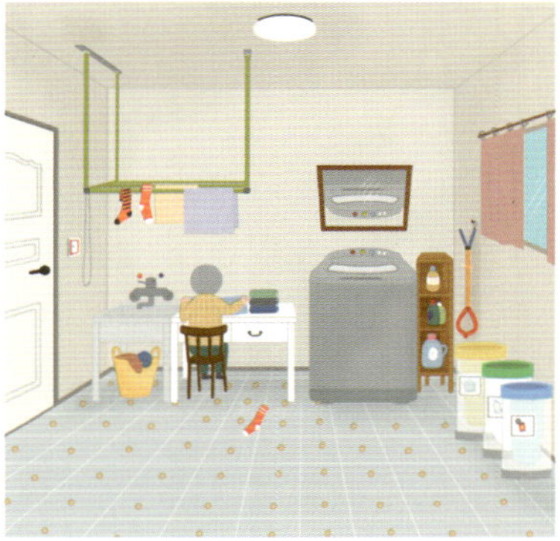

06

다용도실 · 베란다

세탁하기 · 빨래널기

활동

다용도실, 베란다 들어가기, 스위치 켜기, 세제 꺼내기, 세탁기 사용하기, 위험상황 방지하기

체크해 보세요

바닥, 문턱, 문, 문손잡이, 스위치, 콘센트, 표지판, 이름표, 세탁기, 수도꼭지, 위험물질

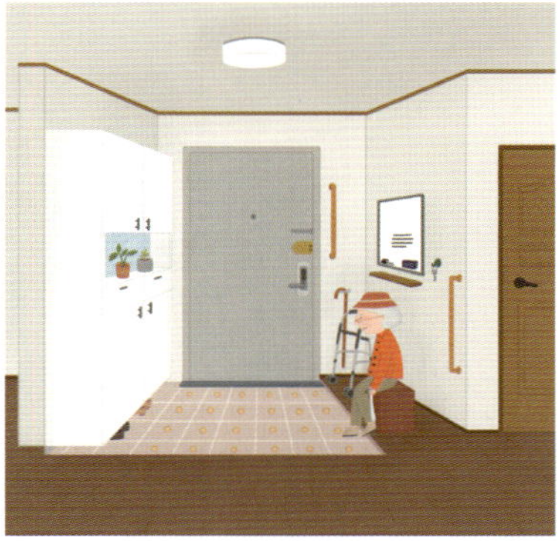

07

현관

외출하기

활동

외출 전, 중요물품 챙기기, 외출복으로 갈아입기, 신발 신기, 안전하게 외출하기, 문 열고 문단속하기,

체크해 보세요

보관함, 가구, 조명, 바닥, 문안전장치, 문턱, 메모판

주거환경

01

기본원칙

청결한 실내공기, 잘 보이는 공간, 명확한 시각정보, 안전한 동선, 기억에 도움이 되는 도구, 위험상황 방지, 돌발상황대처

어르신에게 주거환경은 일상생활에서 발생할 수 있는 사고를 미리 예방할 수 있어야 합니다. 또한 어르신이 사용하기 편안하고, 쉽게 인지할 수 있어야 합니다. 필요한 정보를 쉽게 얻고, 기억해내는 긍정적인 경험을 통해 어르신은 정서적으로 더 편안해집니다.

청결한 실내공기

- **환기**
  · 하루에 1회 이상 환기를 시켜 외부의 신선한 공기와 자연광이 들어오도록 합니다.

잘 보이는 공간

- **조명**
  · 조명은 대체로 밝게 하여 균일한 빛을 유지하고, 자연광을 이용할 수 있도록 창문이 있는 것이 좋습니다.
  · 눈부심을 방지하기 위해서 반사되는 물건은 창문 근처에 두지 않습니다.
  · 너무 어둡거나 명암차이가 심하면 불안감을 줄 수 있으므로 침실 등에는 눈부심이 없도록 간접 조명을 설치합니다.
- **조명 스위치 및 전기 콘센트**
  · 조명 스위치와 전기 콘센트를 쉽게 알아볼 수 있도록, 벽지 색상과 구별이 가도록 합니다. 가능하다면, 스위치 버튼 간에도 색상을 다르게 하여 쉽게 구별할 수 있도록 합니다. 야간에 요의가 느껴질때 안전하게 이동 할 수 있도록 조명기능이 있는 스위치를 활용하는 것이 좋습니다.
- **안전손잡이**
  · 안전손잡이는 시야가 저하된 어르신이 안전하게 이동할 수 있도록 눈에 잘 띄는 색상으로 설치합니다.

명확한 시각정보

- **표지판 및 이름표**
  · 공간의 쓰임새를 쉽게 알 수 있도록 적절한 그림이나 표지를 붙여둡니다. 이때 글과 함께 그림이나 사진을 활용하는 것이 좋습니다.
  · 자주 쓰는 물건이 보이지 않거나 복잡한 곳에 있으면 혼란스러워 할 수 있으므로, 잘 보이는 곳에 두거나 이름표를 붙여 쉽게 찾을 수 있도록 합니다.
  · 스위치 버튼이 여러 개인 경우, 각각 어느 방의 불을 가리키는지 이름표를 부착합니다.

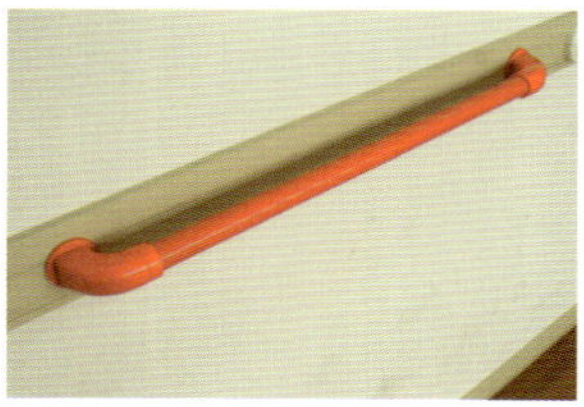
눈에 잘 띄는 안전손잡이

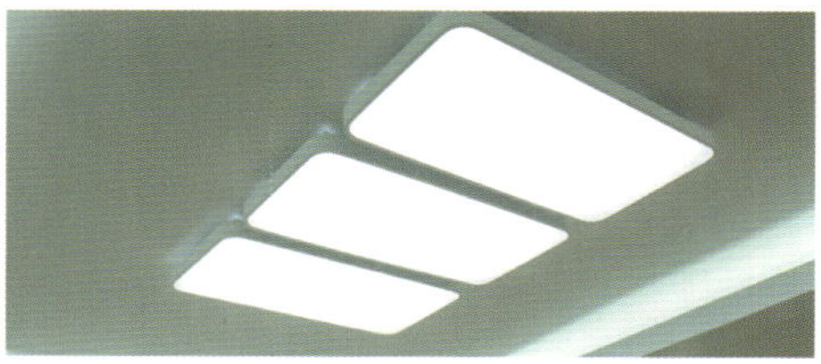
눈부심 없는 간접조명

(서초구 기억 키움센터 치매 안심 하우스 *)

안전한 동선

- 바닥과 도배
  - 장판 모서리에 걸려 넘어지지 않도록 끝부분을 잘 마감합니다.
  - 바닥에 걸려 넘어질 수 있는 잡동사니는 치웁니다.
  - 인지기능이 저하된 어르신은 바닥의 무늬나 색이 너무 차이가 나면 그 곳이 깊이 파여 있다고 착각하여 멈춰 서거나 움츠리게 되고 방향을 잃기도 하므로 화려하거나 복잡한 무늬는 피합니다.
  - 바닥 색이 다르고 대비가 심하거나 줄무늬가 있으면 높낮이가 다르다고 생각하여 주춤거리거나 넘어질 수 있으므로 피합니다.
  - 벽과 바닥이 만나는 곳은 뚜렷하게 대비되는 색상을 사용하여 잘 구분되도록 하고 바닥의 경계를 쉽게 알 수 있도록 합니다.

- 가구
  - 동선에 방해되는 가구는 옮기며. 모서리가 각지거나 날카롭지 않은 가구를 사용합니다.
  - 필요한 경우 모서리에 모서리 보호대를 설치합니다.

- 문턱과 계단
  - 평형감각과 민첩성, 다리의 근력이 약해져 쉽게 낙상할 수 있으므로 가능한 문턱은 없애고, 단차이가 없도록 합니다.
  - 각 계단의 모서리 부분은 잘 보이고 대비되는 색상의 미끄럼방지 테이프 또는 코너 각으로 마감하여 계단을 쉽게 구분하고 미끄러지지 않도록 합니다.
  - 이동 시 지지할 수 있도록 계단에는 안전손잡이를 설치합니다.

- 문손잡이
  - 문손잡이는 작은 힘으로도 열 수 있는 레버형으로 설치하되 옷이 걸려 넘어지지 않도록 ㄷ형태나 끝이 뭉툭한 형태로 합니다.
  - 시력이 약해지신 분들을 위해 문색과 대비되는 색상의 손잡이가 인지하기 쉽습니다.
  - 앉아 있다가 일어날 때 지지하기 위해 둥근모양을 선호하는 분도 있어 상황에 맞게 설치합니다.

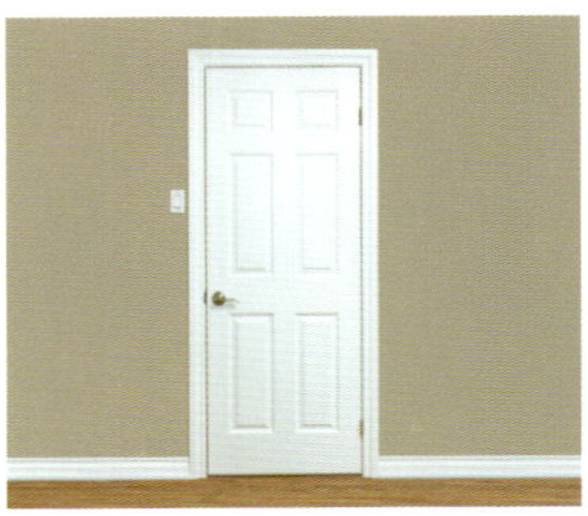
벽과 구분이 잘 가는 색상의 문

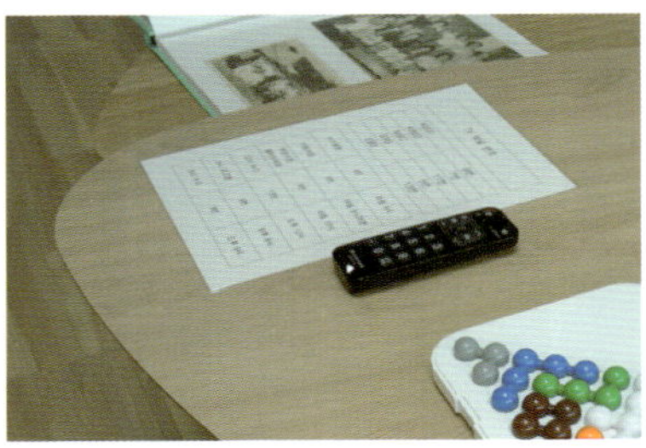
모서리가 각지거나 날카롭지 않은 가구(*)

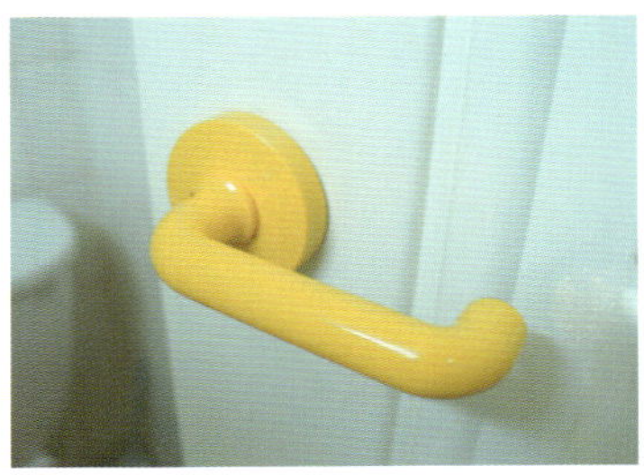
잡기쉽고 옷에 안걸리는 문손잡이

기억에 도움이 되는 도구

- **메모판 및 달력**
  - 시간감각을 되살리기 위해 계획표나 일정표를 작성하는 것이 좋습니다. 여백이 있는 달력을 벽에 걸어 두고, 중요한 약속, 모임이나 가족의 생일 등을 기록합니다.
  - 알아보기 쉽게 큰 숫자로 된 달력이 좋습니다. 매일 할 일을 확인하도록 습관을 들이고 하루가 지나면 X 표시 등을 하여 날짜가 지나갔음을 쉽게 확인할 수 있도록 합니다. 잃어버리지 않도록 달력에 펜을 묶어 두는 것도 좋습니다.
- **중요물품**
  - 열쇠, 안경, 돈이나 지갑처럼 자주 사용하는 것은 항상 같은 장소에 두도록 보관 통을 마련해 둡니다.
  - 현관문 열쇠 처럼 자주 사용하는 열쇠는 별도로 복사하여 가까운 가족이나 친지에게 맡겨둡니다.
- **약통**
  - 약은 보통 식사시간 전후에 먹게 되므로 약통은 식탁에 두어 한 주의 요일 별로 나누고 하루의 시간 별로 나눠서 약통에 담아 두는 것이 좋습니다.
  - 약통 앞에는 언제 먹는지 간단한 표시가 되어 있는 게 좋으며,(예: 점심 식사 후) 여유가 된다면 먹는 시간을 알려주는 디지털 약통을 활용할 수도 있습니다.
- **가족앨범**
  - 가족의 얼굴을 기억할 수 있도록 가족앨범을 잘 보이는 곳에 둡니다.
- **수첩 / 연락처**
  - 전화번호 등을 기록할 수 있는 수첩과 고정펜을 전화기 근처에 둡니다.
- **시계**
  - '시계'로 인식할 수 있도록 시간을 소리로 알려주는 괘종시계 등 옛날 방식의 시계들을 사용합니다. 친숙한 디자인이 중요합니다.

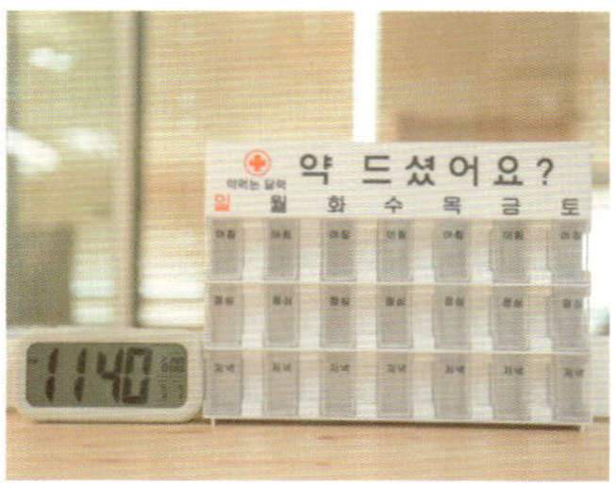

요일별로 구분된 약통(*)

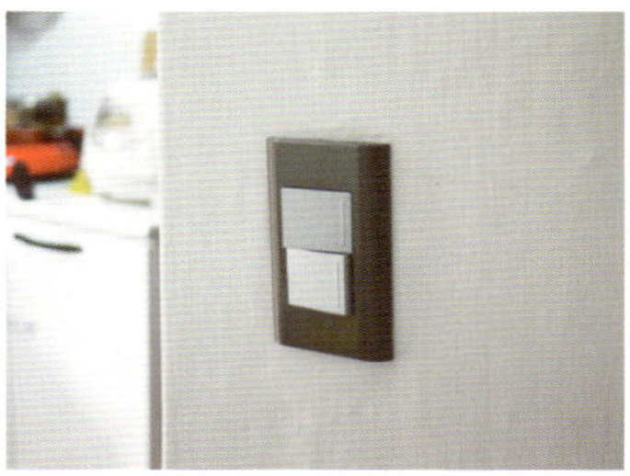
벽과 구분이 잘되 는 스위치

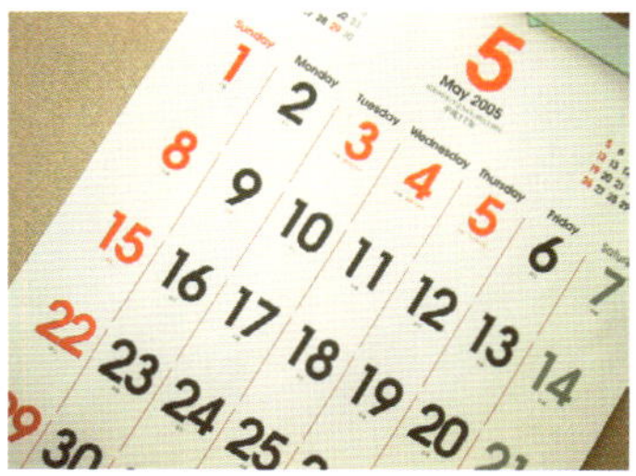

글씨가 큰 달력

정서적 안정

- 창문

  · 사람의 왕래가 많은 곳에 창문이 있는 경우, 다소 복잡한 바깥 풍경이 과도한 자극이 되어 스트레스 를 주기도 하므로 격자모양 창문을 이용하여 시각적인 자극을 줄입니다.

  · 격자 모양 창문은 실내에서 바깥이 부분적으로 보이게 되어, 사람이나 차의 움직임을 거의 신경 쓰지 않게 됩니다.

- 커튼

  · 벽과 구별이 되는 색의 커튼을 설치하고, 환시 등의 문제가 발생하지 않도록 복잡하고 어른거리는 무늬는 피합니다.

  · 외부환경의 조건에 따라 자유롭게 열고 닫을 수 있고, 실내 · 외의 시각적 자극을 조절하기 위해 레이스 커튼 등을 설치합니다. 바깥 풍경이 과도한 자극이 될 경우 빛은 통과되면서, 바깥 풍경이 비교적 잘 보이지 않게 조절할 수 있습니다.

  · 야간에는 창문 유리에 비친 자신의 모습을 다른 사람으로 오인해서 불안해하는 경우가 있으므로 밤에는 커튼으로 가려두도록 합니다.

- 거울

  · 거울에 비친 모습을 다른 사람으로 착각할 수 있으므로 거울을 없애거나 다른 가족의 편의를 고려해 커튼, 블라인드를 치고 장식 등을 달아 둡니다.

- 익숙한 소품

  · 방 · 거실 등에는 익숙하게 느낄 수 있는 물건 (그림, 장식품, 자신이 만든 것, 취미와 관련된 것 등)을 두는 것이 정서적 안정에 도움을 줍니다.

  · 편안하고 낯익은 분위기를 만들기 위해 가구, 책, 사진 등으로 공간을 꾸며주는 것이 효과적입니다.

위험상황 방지

- 가스차단기, 화재감지기, 누전차단기 점검

  · 화재나 감전 사고가 발생하지 않도록 가스차단기, 화재 감지기 및 누전 차단기를 설치하고, 제대로 작동되고 있는지 정기적으로 점검합니다 .

- 세제를 포함한 위험물질

  · 주방이나 다용도실에 있는 각종 세제나 위험 물질들은 착각하지 않도록 싱크대 안쪽에 잘 넣어 둡니다. 치매가 진행되면 싱크대나 수납장에 잠금 장치를 해두어 쉽게 접근하지 않도록 합니다.

- 날카롭고 위험한 도구

  · 칼이나 가위처럼 날카로운 도구는 수납장 안에 넣어 둡니다. 치매가 진행되면 잠금 장치를 해두어 쉽게 접근하지 않도록 합니다.

- 미끄럼방지
  - 화장실, 세탁실과 같이 미끄러울 수 있는 장소에는 미끄럼방지 타일을 깔거나, 미끄럼방지 스티커 등을 부착합니다.
- 가구모서리
  - 날카롭거나 동선에 방해가 되는 가구들은 없애거나 재배치하며, 뾰족한 가구 모서리에는 모서리 보호대를 부착합니다.

돌발상황 대처

- 성냥, 양초
  - 화재로 이어질 수 있는 성냥과 양초는 눈에 띄지 않도록 치우고, 그 대신에 손전등을 비치합니다.
- 현관문
  - 외출을 소리로 확인할 수 있도록 종을 다는 등 간단한 방법으로 문이 열고 닫히는 것을 알 수 있게 합니다.

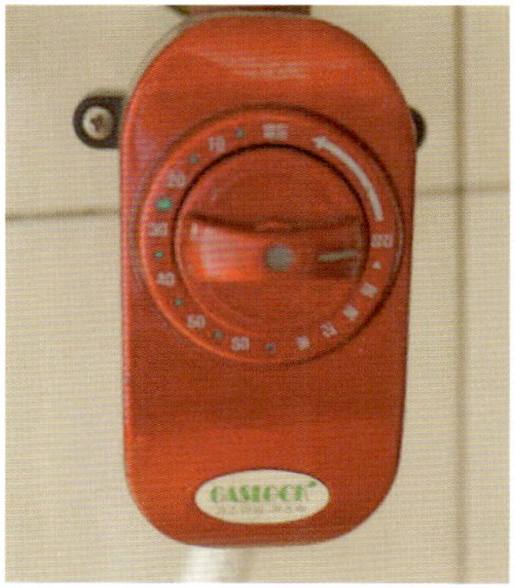

가스차단기 설치

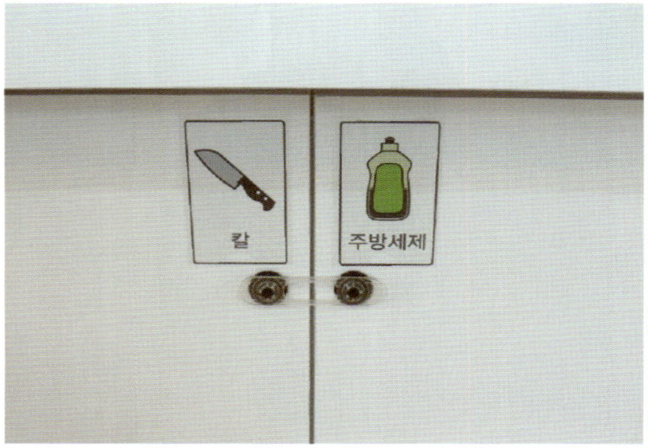

위험물품의 잠금장치 (*)

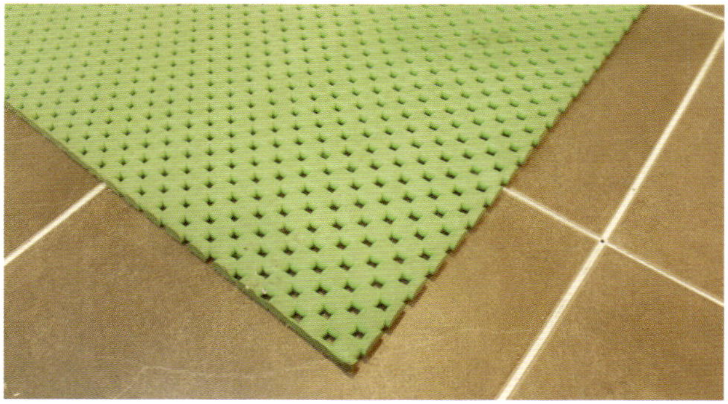

미끄럼방지 매트

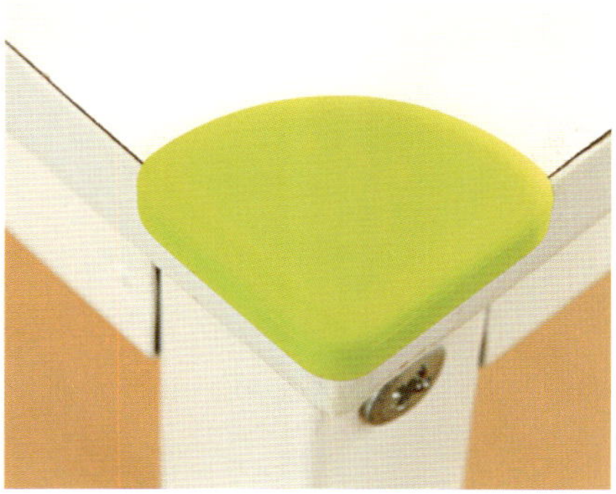

모서리 보호대

방

취침하기·기상하기

취침하기 . 침대에서 일어나기 . 시간과 날짜 확인하기 . 어르신을 위한 소품

어르신들이 취침하기, 침대에서 일어나기, 야간에 이동하기, 날짜와 시간 확인하기 등 방에서 일상생활을 할 때 주의해야 할 점이 많습니다. 약해진 신체, 인지능력을 고려한 가구, 커튼, 조명, 소품 등을 활용하여 편안하고 안전한 공간을 조성해야 합니다.

체크항목		(체크)
① 침대, 침구	침대는 앉고 서기 편한 높이로 하고, 침구 간 구별이 잘 되도록 서로 다른 색상을 사용합니다.	☐
② 커튼	낮과 밤을 확실히 구분할 수 있는 커튼을 사용하고, 복잡하거나 어른거리는 무늬는 피합니다.	☐
③ 취침등	밤에 낙상하지 않도록 은은한 빛의 취침등을 켜고, 켜기 쉬운 터치등을 사용합니다.	☐
④ 스위치	스위치 커버는 벽과 대비되는 색상을 적용하고, 야간을 대비해 야광, 조명 스위치를 사용합니다.	☐
⑤ 시계, 달력	시간을 쉽게 인지할 수 있도록 큰 숫자로 된 시계를 사용하고, 큰 숫자와 메모할 수 있는 달력을 사용합니다.	☐
⑥ 옷장	내부가 보이는 옷장 문을 사용하여 쉽게 옷을 찾을 수 있도록 합니다.	☐
⑦ 소지품보관함	자주 사용하고 중요한 소품은 항상 같은 장소에 두도록 보관함을 마련해 둡니다.	☐
⑧ 액자	어린 시절이나 젊을 때 체험한 것들, 행복했던 시간들의 사진, 액자를 설치합니다.	☐
⑨ 문손잡이	문 색과 대비되는 색상을 사용하고, 레버형 손잡이를 사용하되 뭉툭하거나 ㄷ자형태를 사용합니다.	☐

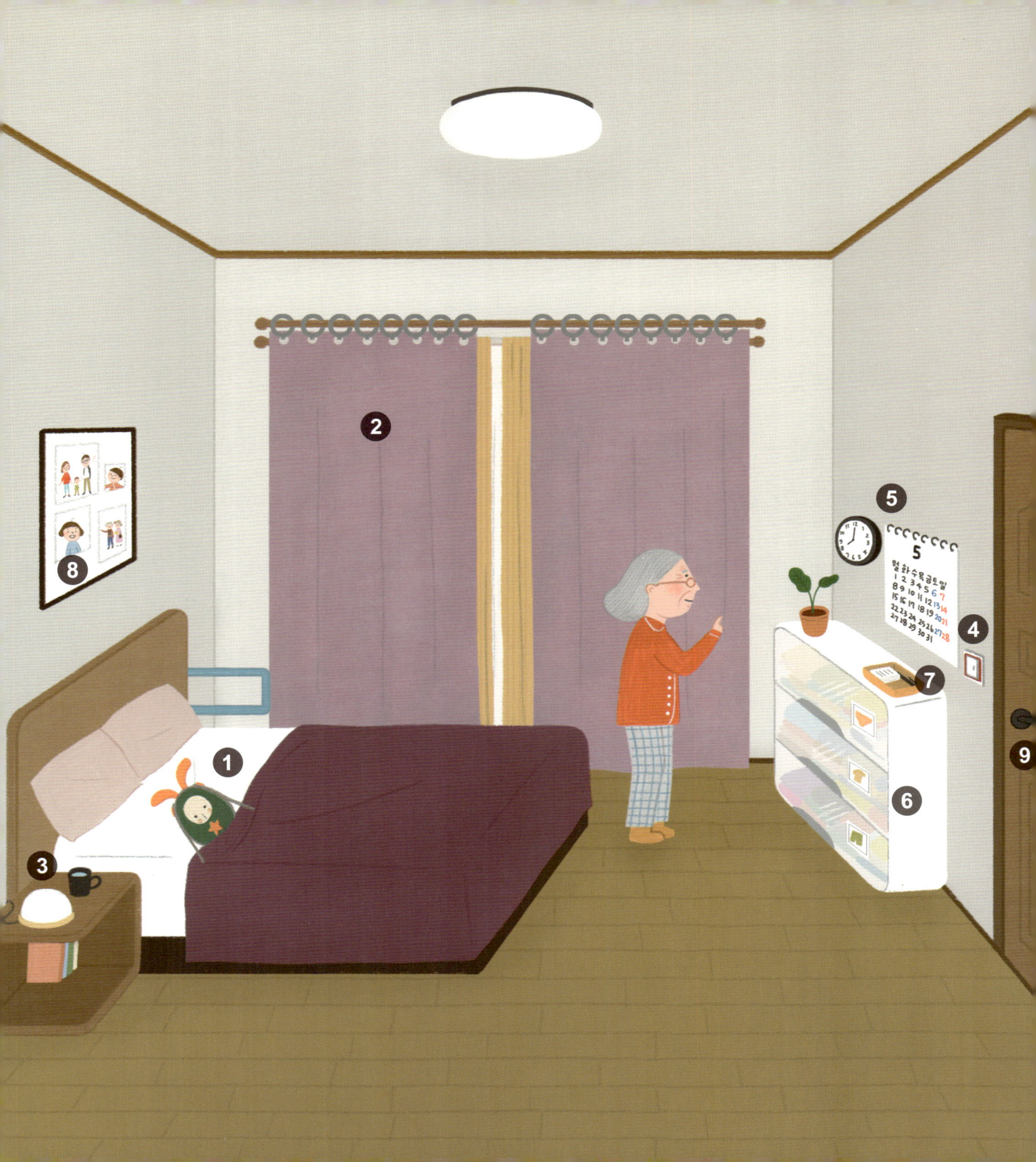
1
2
3
4
5
6
7
8
9
5
월화수목금토일

1. 침대, 침구

- 침대 높이는 가능하다면, 앉고 서기 편하고 관절에 무리가 가지 않도록 하고, 다양하게 활용할 것에 대비하여, 높이 조절이 가능한 침대를 구비하는 것이 더 좋습니다.
- 비슷한 색상의 바닥과 이불 및 베개는 어르신에게 혼란을 줄 수 있으니, 침구 간에 구별이 잘 되도록 하고, 화려하고 복잡한 무늬는 피합니다.
- 침대보다도 이불과 온돌을 선호하는 어르신들을 위해서는 일어날 때에 어려움이 없도록 주변에 집고 일어날 수 있는 가구나 손잡이를 설치합니다.
- 치매 증상이 진행되면, 배변 상황을 감안하여 방수 침구를 사용하는 것을 고려해 볼 수 있습니다.

2. 커튼

- 낮과 밤을 확실하게 구분할 수 있도록 실내를 완전히 어둡게 만들어줄 수 있는 커튼을 설치하고, 밤에는 커튼을 닫아 숙면을 취할 수 있도록 합니다.
- 환시 등의 문제가 발생하지 않도록 화려하고 복잡하거나 어른거리는 무늬는 피합니다.
- 창문은 되도록 깨끗이 관리하여 낮에는 자연채광으로 일광욕을 할 수 있도록 합니다.
- 블라인드를 설치할 경우 빛과 그림자가 만들어내는 줄무늬에 당황하거나 불안해하기도 합니다. 직사광선이 비치는 곳에는 적합하지 않으므로 레이스커튼 등을 사용합니다.

3. 취침등

- 밤에 잠을 자지 않는 등의 문제를 해결하기 위해 낮 · 밤을 구별할 수 있도록 밤에는 취침등 (예: 콘센트 조명)을 켜서 밤의 분위기를 연출합니다. 이렇게 시간을 인지시키고, 생활리듬을 바로잡도록 합니다.
- 침대를 사용하는 경우, 침대 옆에 별도의 조명을 두면 밤에 잠에서 깼을 때에 어두운 방을 걸어 다니지 않아도 됩니다.
- 취침등은 켜기 쉬운 형태의 터치등이 좋으며 리모컨으로 작동 할 수 있습니다.

4. 스위치

- 스위치 커버는 벽과 대비되는 색상으로 부착하여 인지하기 쉽도록 합니다.
- 밤에 화장실을 다녀와야 하는 어르신들이 많기 때문에, 불을 켤 수 있도록 야광스위치를 설치 합니다.

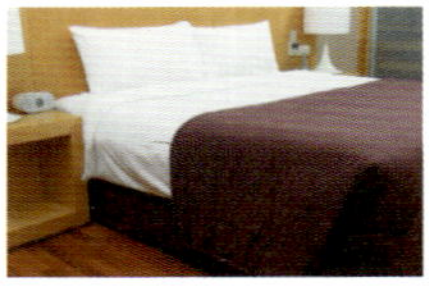
구별이 잘 되는 침구

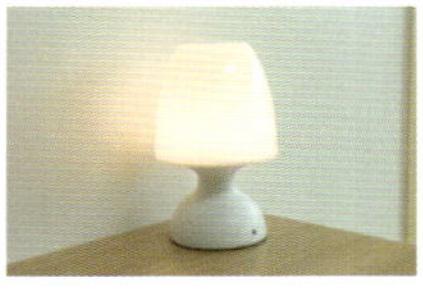
취침등 (*)

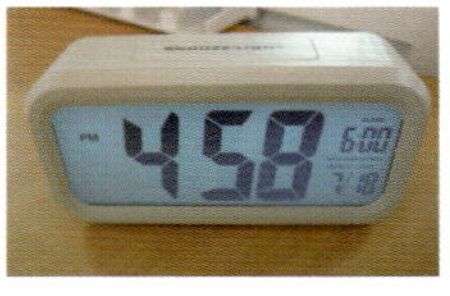

알아보기 쉬운 시계 (*)

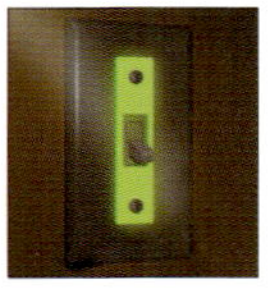
야광스위치

5. 시계, 달력

- 일어나야 할 시간과 자야 할 시간을 쉽게 인지할 수 있도록 큼직한 숫자로 된 시계를 둡니다.
- 야간에도 식별이 가능하도록 조명이 있거나 야광의 시계를 사용하는 것이 좋습니다.
- 알아보기 쉽게 큰 숫자로 된 달력이 좋습니다. 가능하다면, 날짜와 요일도 함께 표기되는 것이 좋습니다. 메모판 및 달력 메모와 약속에 대해 쓸 수 있는, 여백이 있는 달력을 두어 매일 할 일을 확인하도록 습관을 들이는 게 좋습니다.
- 시간에 신경쓰면서 초조해하는 증상이 있는 경우 시간감각을 되살리기 위해 계획표, 일정표 등을 작성합니다.

6. 옷장

- 옷장 정리와 수납은 사계절의 변화와 같이 해주어서 계절의 변화가 인지될 수 있도록 돕습니다.
- 옷의 보관은 내부가 보이는 옷장 문을 사용하여 옷이 잘 보이도록 합니다.

7. 소지품 보관함

- 열쇠, 안경, 돈이나 지갑처럼 자주 사용하고 중요한 것은 항상 같은 장소에 두도록 보관함을 마련해둡니다.

8. 액자

- 어린시절이나 젊을때 체험한 것들과 행복하게 지냈던 시간들은 기억에 오래 남고 회상할 수 있으므로 사진이나 액자를 설치합니다.

9. 문손잡이

- 문손잡이는 시력이 약해지신 분들을 위해 잘 보이고 대비되는 색상을 사용하고, 사용하기 쉬운 레버형 손잡이로 하되 옷에 걸려 넘어지지 않도록 뭉툭하거나 ㄷ자형태를 사용합니다.

• 거울

- 거울은 적절한 장소에 둡니다. 치매가 진행되면, 거울에 반사된 자신의 모습을 인지하지 못하고, 방 안에 다른 사람이 있다고 생각할 수 있습니다. 이런 문제를 보이면, 거울을 없애거나 블라인드를 설치하여 가려둡니다.

• 식수

- 밤에 물을 마시기 위해 이동하다가 낙상사고가 일어날 수 있으므로 식수를 옆에 두고 취침할 수 있도록 합니다.

• 장식품

- 익숙한 물건을 활용해 장식하는 경우 시선의 높이와 방향 등 신체적 특성을 고려합니다. 특히 걸을 때 시선이 아래로 향하기 때문에 약간 낮게 두어 인지하기 쉽도록 합니다.

• 전기장판

- 전기장판은 계속 켜져 있을 경우, 온도 변화에 둔감한 어르신이 경미한 화상을 입을 수가 있습니다. 전기장판이 계속 켜져 있지 않도록 타이머를 설정해 놓습니다.

거실

휴식하기·활동하기

전화, 연락하기, 텔레비전 보기 / 라디오 듣기, 취미활동하기, 음악 듣기, 앉아서 운동하기, 약속잡고 메모하기, 추억하기, 안전하게 이동하기, 물건 찾기, 위험상황 대비하기

하루종일 집에서 생활하는 어르신에게는 일상생활의 여러 활동을 통한 경험은 신체·심리 건강을 더욱 풍요롭게 합니다. 명확하게 시간과 공간을 인지하고, 안전하게 이동할 수 있는 환경과 지속적으로 신체활동·감각을 유지시켜 주는 공간을 구성합니다.

체크항목		(체크)
① 전화기	큰 숫자로 되어있고, 전화가 왔을 때 조명이 들어오는 전화기를 사용합니다.	☐
② 비상연락망, 메모장	전화기 옆에 친척이나 가족, 친구, 병원 등 중요한 번호를 적어두고 메모장과 펜을 둡니다.	☐
③ 텔레비전	리모컨은 쉽게 보이는 장소에 두고, 즐겨보는 채널은 쉽게 설정하거나 보지 않을때는 타이머를 설정합니다.	☐
④ 라디오	이용하기 쉬운 곳에 즐겨듣던 음악을 들을 수 있도록 라디오, 음반, 녹음기 등을 마련합니다.	☐
⑤ 보관함	리모컨, 안경, 열쇠 등 자주 사용하는 물건은 잘 보이는 곳에 보관함을 둡니다.	☐
⑥ 표지판, 이름표	수납장, 옷장, 문 등에 그림이나 사진을 활용해 이름표, 표지판 등을 붙여줍니다.	☐
⑦ 액자, 가족사진	어르신의 눈높이에 맞춰 기억을 회상할 수 있는 액자, 가족사진을 배치합니다.	☐
⑧ 가구	벽이나 바닥과 명확히 구분되고, 예전부터 사용하던 익숙한 디자인의 가구를 사용합니다.	☐
⑨ 바닥, 벽지	바닥과 벽이 만나는 부분은 색을 대비시켜 구별하기 쉽게하고, 벽은 빛이 반사되지 않는 색상을 사용합니다.	☐
⑩ 모서리보호대	주변 가구 및 벽체와 대조되는 색상의 모서리보호대를 설치합니다.	☐

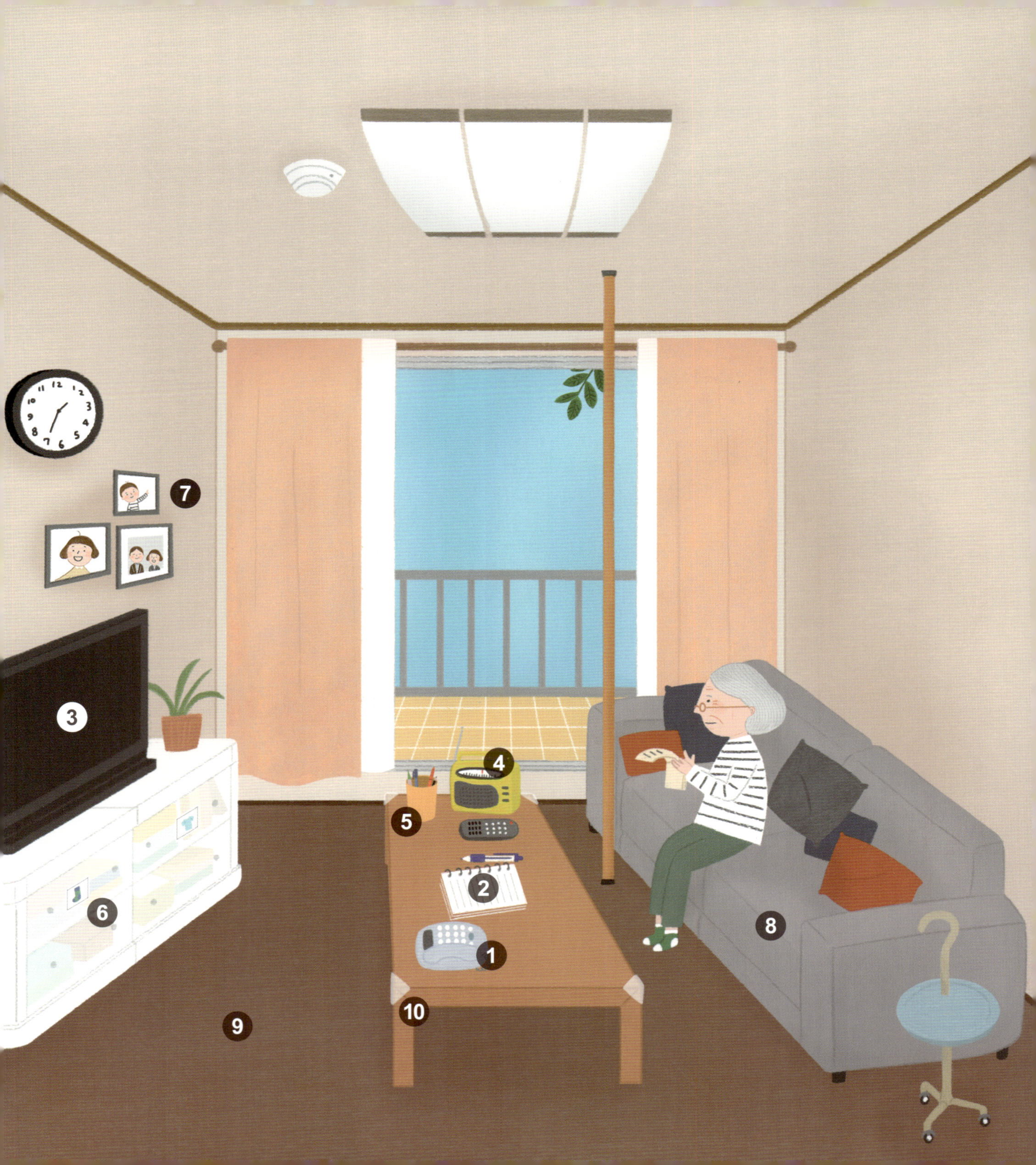
7
3
4
5
2
6
8
1
10
9

1. 전화기

· 전화기는 버튼의 숫자를 인지하기 쉽도록 큰 숫자로 된 전화기를 사용하며, 소리를 잘 듣지 못하는 경우를 위해 연락이 왔을 때 조명이 함께 들어오는 전화기를 사용합니다. 휴대전화기는 어디에 두었는지 잊거나 충전하는 것을 잊을 수 있으므로 유선 전화기를 함께 사용합니다.

2. 비상연락망 · 메모장

· 전화기 옆에 친척이나 가족, 친구, 병원 등 중요한 전화번호를 적어둡니다 (자기 자신의 전화번호 포함). 알아보기 쉽게 사진을 함께 붙여두는 것도 좋습니다.

· 통화 중 중요한 내용을 메모할 수 있도록 전화기 옆에 메모장과 펜을 둡니다.

3. 텔레비전

· 텔레비전 리모컨을 쉽게 보이는 장소에 두고, 사용 후에는 항상 제자리에 되돌려 놓습니다. 어두울 때 찾기 쉽도록 야광스티커를 부착해놓을 수도 있습니다.

· 텔레비전을 보지 않을 때는 그냥 켜두지 말고 전원을 꺼두거나 타이머 설정을 통해 원치 않는 자극 요소를 줄입니다.

· 즐겨 보는 채널을 찾기 쉽게 설정해 놓으며, 가능한 가족이나 다른 사람들과 거실 등에서 함께 보는 것이 좋습니다.

4. 라디오

· 어르신이 이용하기 쉬운 곳에 라디오 및 녹음기, 음반 등을 마련하여 안정감과 즐거움을 누릴 수 있도록 합니다. 어르신이 젊었을 때 듣던 음악을 다시 듣는 것은 감각 자극에 도움이 됩니다.

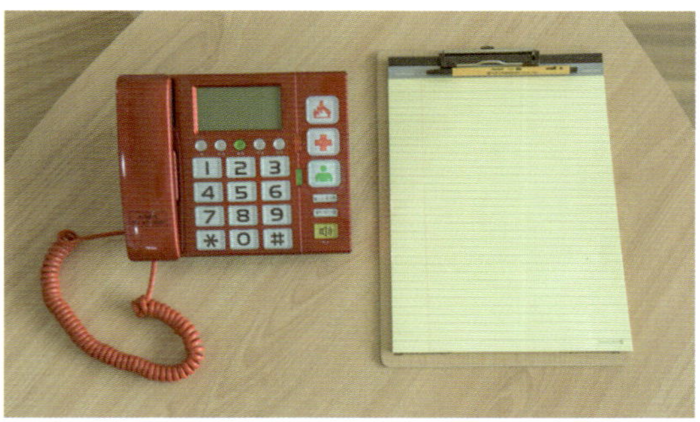

숫자가 크고 울릴때 불이 들어오는 전화기와 메모장 (*)

구급차	동사무소	파출소	진료병원
☎119	☎000-0000	☎000-0000	보건소 ☎000-0000
사진	사진	사진	
동장	주민자치위원	자녀	이웃
☎010-000-0000	☎010-000-0000	☎010-000-0000	☎02-000-0000

비상연락망

5. 보관함

· 텔레비전 리모컨, 돋보기, 안경, 보청기, 열쇠 등 자주 사용하는 물건은 보관함을 마련해둡니다.
· 자주 쓰는 물건이 보이지 않거나, 복잡한 곳에 있으면 혼란스러워 하므로 잘 보이는 곳에 놓아 두고, 이름표 등을 붙여서 물건이 있는 장소를 쉽게 찾을 수 있도록 합니다.

6. 표지판과 이름표

· 서랍장 안에 어떤 물건이 들어 있는지 쉽게 알 수 있도록 서랍 앞면에 적절한 그림이나 표지를 붙여둡니다. 치매가 진행됨에 따라, 가족과 함께 생활하는 경우에는 본인의 방을 쉽게 알 수 있도록 적절한 그림이나 표지판을 붙여둡니다. 이때, 그림이나 표지는 눈높이에 부착하도록 하며 글보다는 그림이나 사진을 활용하는 것이 좋습니다.
· 밤에 찾아야 하는 스위치, 문, 시계에는 야광스티커를 붙여서 찾기 쉽게 할 수도 있습니다.

7. 액자, 가족사진

· 옛 추억을 불러일으키는 친숙한 물건을 두는 것도 인지 기능을 유지하는 데 도움이 되므로, 사진을 담은 액자를 배치해둡니다. 가족사진은 집안 곳곳에 어르신의 눈높이에 맞춰 배치하여 안정감과 기억력을 높입니다.
· 배치된 가족사진은 어르신에게 집안 내 위치 정보를 제공할 수도 있습니다. 이때 액자는 잘 고정시켜서 떨어져 다치는 일이 없도록 합니다.

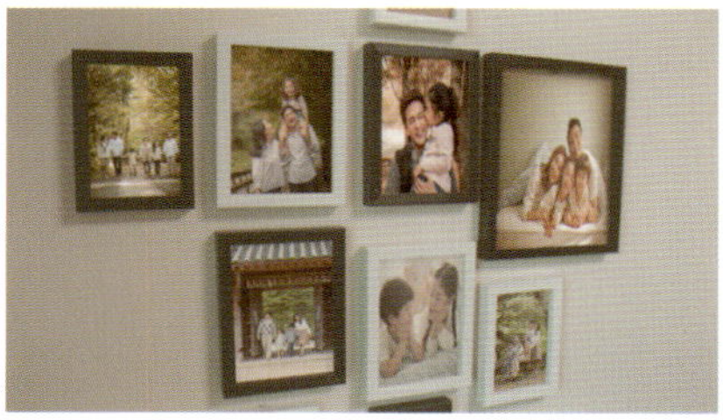

추억액자 사진

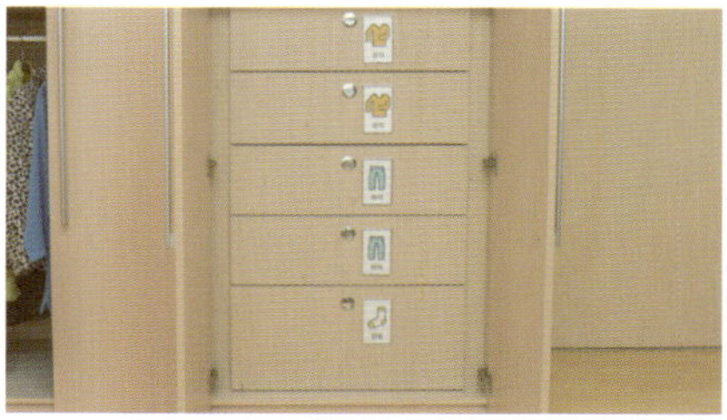

내부 물품을 알 수 있는 옷장(*)

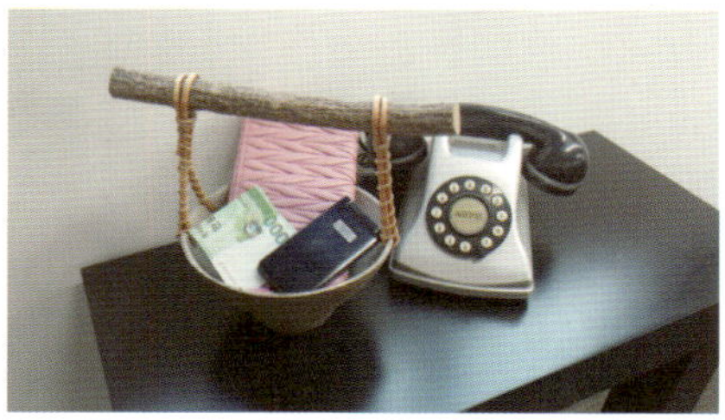

주요 물품 보관

8. 가구

- 가구는 벽이나 바닥과 명확히 구분이 되고, 가구처럼 보여야 합니다.
- 어르신이 예전부터 사용하던 익숙한 디자인의 가구를 사용하는 것이 바람직합니다.
- 장식장이나 문갑, 탁자 등의 모서리가 날카로운 경우에는 모서리 보호대를 붙여줍니다.
- 의자의 경우, 좌우에 손잡이가 있고 앉았다 일어나기 좋은 것을 사용합니다. 각이 진 의자나 딱딱한 의자는 피하고, 너무 푹신해도 허리를 받쳐줄 수 없으므로 적당한 의자를 찾습니다.

9. 바닥, 벽지

- 벽은 조명에 너무 반사되지 않고, 눈을 덜 자극하고, 오랫동안 있어도 눈이 피로하지 않도록 베이지색 등을 적용합니다.
- 천장에는 흰색 계열을 사용하여 빛의 반사로 방 전체를 밝게 합니다.
- 노인은 감각기능이 저하되므로 바닥과 벽이 만나는 부분의 색을 대비시켜서 구별하기 쉽게 하여 경계를 쉽게 파악 할 수 있게 하고 안정감을 느낄 수 있게 합니다.
- 바닥에 강하게 대비되는 색이나 복잡한 무늬 등은 구멍으로 착각하여 멈춰서거나 움츠리게 되어 방향을 잃기도 하므로 피합니다.
- 방문이나 테두리는 벽과 구분되기 쉬운 색을 사용하고 치매 증상이 심해질 경우 창고 등 주로 사용하지 않는 문은 벽과 같은 색으로 칠하여 눈에 띄지 않게 합니다.

10. 모서리보호대

- 어르신이 이동 시 가구, 벽 등의 모서리에 부딪히거나 모서리에 걸려 넘어지는 등 사고가 발생할 수 있으므로 주변 가구 및 벽체와 대조되는 색상의 모서리 보호대를 설치합니다.

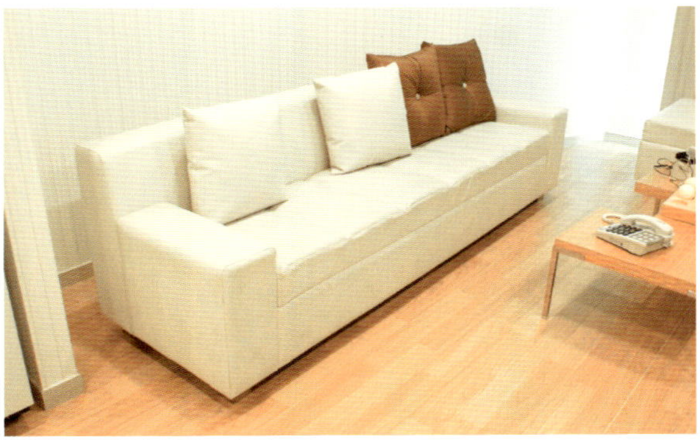

좌우에 팔걸이가 있는 소파

● 취미용품

· 인지 능력을 유지하는 데 도움이 되고 즐거운 놀이가 될 수 있는 것들을 눈에 잘 띄는 곳에 둡니다. (예. 악기, 책, 퍼즐 등)

● 일기 쓰기, 글 쓰기, 책, 신문 읽기

· 규칙적으로 일기 쓰는 습관을 들이는 것도 좋습니다. 글을 쓰는 것은 감각적 자극이 될 수 있습니다.

· 어르신이 책 읽기를 좋아하시는 경우, 책 옆에 돋보기, 또는 돋보기 안경을 함께 두고 정보 습득 및 감각적 자극을 받을 수 있도록 합니다.

· 어르신이 신문 읽기를 좋아하실 경우 신문을 구독하여 읽기 쉽게 해드리면 지속적인 정보 습득 및 사고력 유지에 도움이 됩니다.

● 식물 기르기

· 식물 기르기도 감각 자극을 줄 수 있으며, 정서 안정에도 도움이 됩니다.

● 애완동물 기르기

· 어르신이 동물을 좋아하면 애완동물을 기르고 말을 거는 행위를 하는 것도 정신건강에 좋습니다.

● 간단한 운동기구

· 어르신들은 소파에 앉아 있는 시간이 많기 때문에 앉아서 간단한 운동이 가능하도록 하는 것이 좋습니다.

· 앉아서 발을 자극 할 수 있는 발끝치기, 손을 움직여 지압할 수 있는 지압공, 양손으로 당길 수 있는 탄력밴드와 같은 물건들만 두어도, 텔레비전을 보면서도 몸을 움직일 수 있습니다.

● 달력

· 시간감각을 되살리기 위해 약속이나 해야 할 일을 메모할 수 있도록 여백이 있는 달력을 둡니다.

· 큰 숫자로 된 달력이 좋으며 달력에 매일 할 일을 확인하도록 습관을 들이는 게 좋습니다.

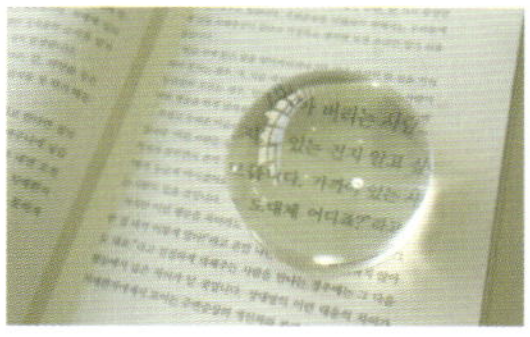

돋보기 안경, 돋보기 용구

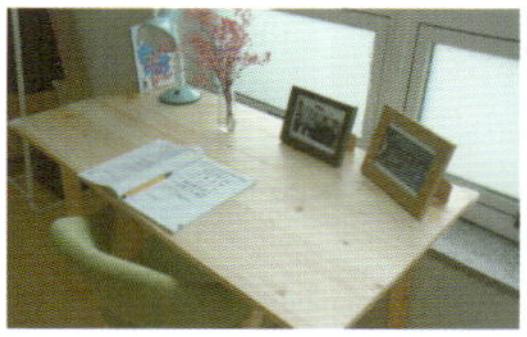

규칙적으로 일기 쓰기 (*)

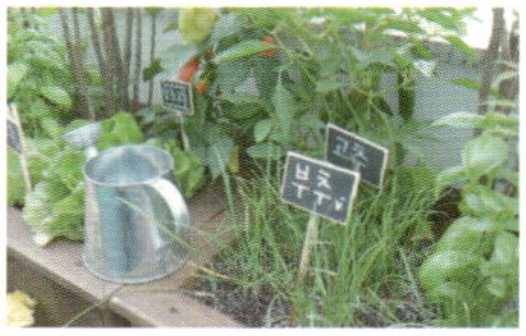

감각자극과 정서적 안정을 위해 식물 기르기 (*)

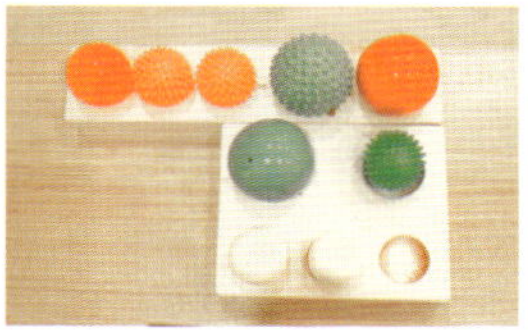

간단한 운동기구 (출처 : 성남 고령친화종합체험관)

욕실·화장실

씻기, 화장실가기

화장실 들어가기 · 스위치 켜기 · 안전하게 걸어다니기 · 샤워하기 · 손 씻기 · 용변보기 · 위험상황 방지하기 그 외 어르신을 위한 배려

어르신들은 젊은 사람보다 화장실을 자주 이용합니다. 하지만 화장실 문턱 넘기 · 슬리퍼신기 · 변기 사용하기 등의 활동은 어르신께 부담이 될 수 있습니다. 이러한 활동들을 어르신들이 순조롭게 해낼 수 있도록 공간을 구성합니다.

체크항목		(체크)
① 조명	화장실 조명은 밝게하고, 야간에 화장실 이용시 벽등, 취침등, 콘센트등으로 어둡지 않게 합니다.	☐
② 바닥	눈부심 방지를 위해 광택이 없는 미끄럼 방지 타일을 사용하고 어지러운 무늬는 피합니다.	☐
③ 문, 문턱	문턱을 낮추거나 시인성 높은색으로 도색하고, 문은 외부에서 잠글 수 없도록 합니다.	☐
④ 문손잡이	잡기 쉬운 레버형으로, 잘 보이는 색상을 적용하고 옷에 걸리지않는 형태로 합니다.	☐
⑤ 스위치, 콘센트	커버는 벽과 대비되는 색상으로 하고, 야간에도 인지할 수 있도록 조명이 있는 스위치를 사용합니다.	☐
⑥ 샤워용의자, 샤워기	양쪽에 손잡이가 있는 의자를 사용하고, 샤워기는 고정하거나 들고 사용할 수 있는 것으로 합니다.	☐
⑦ 수납가구, 목욕용품	눈높이에 맞게 수납가구를 설치하고, 색이 있는 수건·휴지 등을 사용합니다.	☐
⑧ 거울	치매가 진행되면 거울을 없애거나, 커튼, 블라인드를 설치하여 가려줍니다.	☐
⑨ 세면대	잡기 쉽고 친숙한 형태의 수도꼭지를 사용하고, 냉·온수를 구별할 수 있도록 스티커를 붙여줍니다.	☐
⑩ 변기	변기 좌대는 변기와 구별이 되는 색을 사용하고, 높이가 낮은경우 두꺼운 시트를 사용합니다.	☐
⑪ 안전손잡이	벽과 구별되는 색상을 사용하고, 따뜻한 재질로 마감합니다.	☐

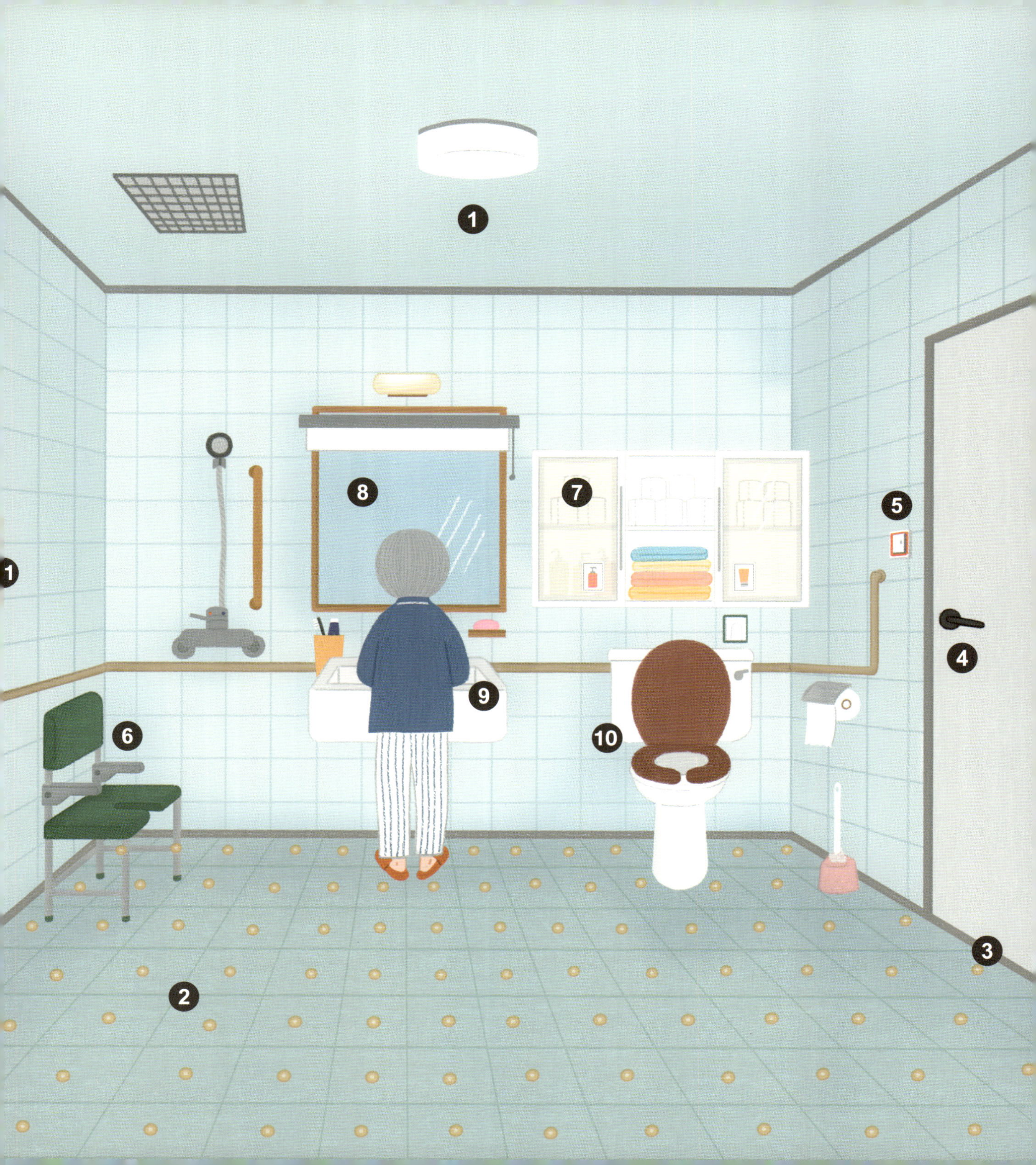
1
8
7
5
1
4
9
6
10
3
2

1. 조명

· 화장실 조명을 밝게 하여 야간에 이용시 어둡지 않도록 합니다.
· 조명기구에 물이 닿을 수 있으므로 전구 커버를 사용합니다.
· 야간에 화장실 이용 시 어르신의 쉬운 진로 파악을 위해 벽등, 취침등 또는 콘센트에 꼽아 사용할수 있는 조명을 켜둡니다.
· 취침등은 켜기 쉬운 터치등을 권장합니다.

2. 바닥

· 바닥에 빛이 나면 반사로 눈이 부셔 방향감각을 잃고 낙상할 수 있으므로 광택이 없는 타일을 사용합니다.
· 미끄럼 방지 시공을 하거나 미끄럼 방지 매트를 깔아 낙상을 예방합니다.
· 공간을 정확하게 인지할 수 있도록 바닥타일은 벽 색상과 다르게 하고, 어지러운 무늬를 피합니다.

3. 문, 문턱

· 문턱은 제거해야 하고, 문턱을 낮출 수 없을 경우 시인성이 높으며, 눈에 잘 띄는 색상으로 도색하여 문턱을 강조합니다.
· 사고 발생 시 외부에서 도와줄 수 있어야 하기 때문에 화장실 문은 항상 열 수 있어야 하며, 외부에서 잠글 수 없어야 합니다.

4. 문손잡이

· 문 손잡이는 사용하기 쉬운 위치에 있어야 합니다. 손잡이는 잘 보이는 색상을 사용하며, 사용하기 쉬운 레버형 손잡이를 사용하되, 옷에 잘 걸리지 않는 형태를 선택합니다.

5. 스위치, 콘센트

· 스위치와 콘센트는 벽과 대비되는 색상으로 부착하여 인지하기 쉽도록 합니다.
· 콘센트는 물이 튀어도 방수가 될 수 있는 커버나 캡으로 덮어 둡니다.

6. 샤워용 의자, 샤워기

· 목욕이나 샤워할 때 편하게 앉을 수 있도록 의자를 둡니다. 의자는 좌우에 손잡이가 있고, 앉았다 일어서기 편안한 것을 사용합니다.
· 샤워기는 벽면 고정형, 손으로 잡고도 사용할 수 있는 것으로 설치합니다. 몸의 균형이 깨질 때 넘어지지 않기 위해 붙잡을 수 있으므로, 샤워커튼은 없애고 샤워스크린을 설치합니다.
· 욕조가 있는 경우, 욕조 옆에도 안전손잡이를 설치하여 앉았다 일어나기 쉽도록 합니다. 쉽게 알아볼 수 있도록 안전손잡이에는 눈에 잘 띄는 색상을 사용하도록 합니다.

7. 수납가구, 목욕용품

· 수납장의 모서리가 날카로운 경우에는 모서리보호대를 붙여두며 유리와 같이 깨질 수 있는 재질은 가능하면 사용하지 않습니다.
· 수납가구는 되도록 눈높이에 맞추어 놓습니다.
· 비누, 샴푸 등 자주 사용하는 목욕용품은 쉽게 보이고 사용하기 쉬운 위치에 놓습니다.
· 쉽게 구분되도록 유색의 수건이나 화장지를 사용하는 것이 좋습니다.
· 수건이나 화장지, 비누나 샴푸, 치약이나 칫솔처럼 자주 사용하는 물건은 일정한 자리에 두어 찾기 쉽도록 합니다.
· 수납장 안에 어떤 물건이 들어있는지 쉽게 알 수 있도록 적절한 그림이나 표지를 붙여 줍니다.

8. 거울

· 혹 치매가 진행되면, 거울에 반사된 자신의 모습을 인지하지 못하고, 욕실/화장실 안에 다른사람이 있다고 생각할 수 있습니다. 이런 문제를 보이면, 거울을 없애는 경우도 있지만 다른 가족의 편의도 함께 고려하여 커튼, 블라인드를 치거나 장식을 달아둘 수 있습니다.

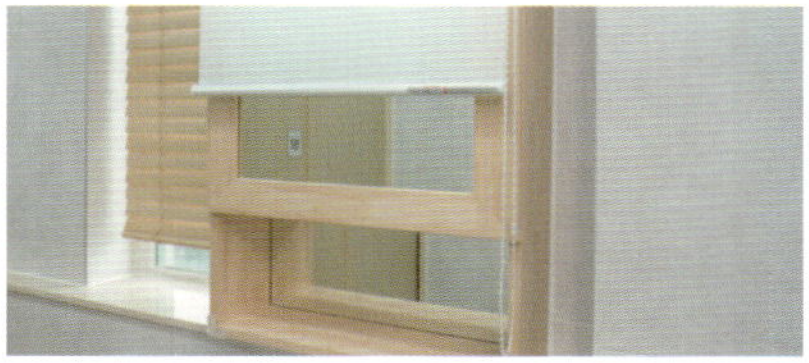

블라인드가 설치된 거울 (*)

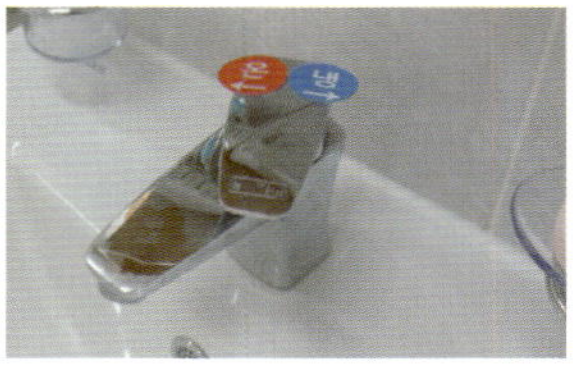

알기 쉬운 냉온 표시가 되어 있는 친숙한 형태의 수도꼭지 (*)

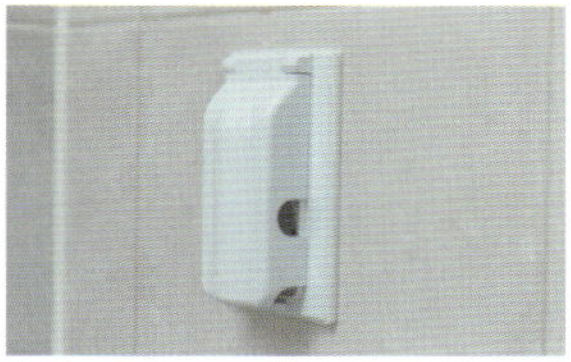

안전캡이 씌워진 콘센트 (*)

9. 세면대

· 세면대에도 필요할 때에는 안전손잡이를 달아줍니다.
· 세면대가 너무 낮으면 몸을 앞으로 많이 구부려야 하기 때문에 허리에 무리가 될 수 있으므로 어르신 키에 맞춰 조정합니다.
· 잡기 쉽고, 친숙한 형태의 수도꼭지를 사용합니다.
· 너무 뜨거운 물이 나오지 않도록 온도를 제한하고, 냉온수가 섞여 나오도록 되어 있는 것을 사용합니다.
· 냉수와 온수가 쉽게 구분되도록 냉온 표시가 되어 있는 것을 사용합니다. ※ 책 뒷면에 스티커 포함
· 세면대에서 수도꼭지를 찾지 못해 두리번거리거나, 물을 잠그지 않는 경우를 대비하여 쉽게 알아 볼 수 있는 색상의 수도꼭지를 사용합니다.

10. 변기

· 변기는 앉고 일어서기 편리하도록 좌식 변기로 교체하며, 변기가 너무 낮을 경우 두꺼운 변기 시트를 활용하여 쉽게 앉았다 일어날 수 있도록 합니다.
· 변좌 및 뚜껑의 색상을 변기와 다른 색상으로 바꿉니다.(예: 하얀 변기에 하늘색 변좌). 이렇게 할 경우, 잠결에 화장실 변기로 다가가다가 발생하는 낙상을 방지할 수 있습니다.
· 화장지 걸이는 등 뒤쪽에 있기보다는 변기 옆이나 앞쪽에 있는 것이 좋습니다.

11. 안전손잡이

· 변기 옆에 안전손잡이를 설치하여 화장지 걸이나 수건걸이를 지지대로 쓰다가 넘어지는 일이 없도록 쉽게 앉았다 일어날 수 있게 합니다.
· 욕조가 있는 경우, 욕조 옆에도 안전손잡이를 설치하여 욕조 내부로 들어가고 나오기 쉽도록 합니다. 안전손잡이는 알아보기 쉽도록 눈에 잘 띄는 색상을 사용합니다.
· 변기 옆의 손잡이는 일어설 때 보조하는 손잡이로, 머리를 앞으로 숙이고 허리를 드는 동작을 자연스럽게 유도하기 위해 앉아있을 때보다 조금 높게 팔을 뻗었을 때 잡을 수 있는 거리에 설치합니다.

● 위험물품

· 위험한 세제(화학약품)는 내부가 보이지 않는 안전한 보관함에 라벨 등으로 내용물을 표기하여 따로 보관합니다. 또는 수납장에 잠금 장치를 하여 위험상황이 발생하지 않도록 합니다.

● 난방 및 환기

· 겨울에도 따뜻하게 욕실을 사용할 수 있도록 난방기를 설치합니다. 따뜻한 곳이라는 느낌을 줄 수 있도록 욕실 공간에는 따뜻한 계열의 색상을 활용합니다.

· 통풍이 잘 되도록 창문을 열거나 환기 장치를 설치합니다.

● 배수

· 욕실 바닥에 떨어진 물기는 낙상사고 발생에 가장 큰 원인이 되므로 물이 바로 잘 빠질 수 있도록 바닥경사와 배수구를 정비합니다.

● 화장실 문 표지판

· 욕실/화장실을 알아보기 쉽도록 적절한 그림이나 표지를 붙여 시공간 인지가 떨어진 어르신이 실수하지 않도록 돕습니다. 그림이나 표지는 눈높이에 부착하도록 하며, 글보다는 그림이나 사진을 활용하는 것이 좋습니다. ※ 책 뒷면에 스티커 포함

· 화장실은 밤에도 인지할 수 있도록 문에 야광스티커로 표시할 수도 있습니다.

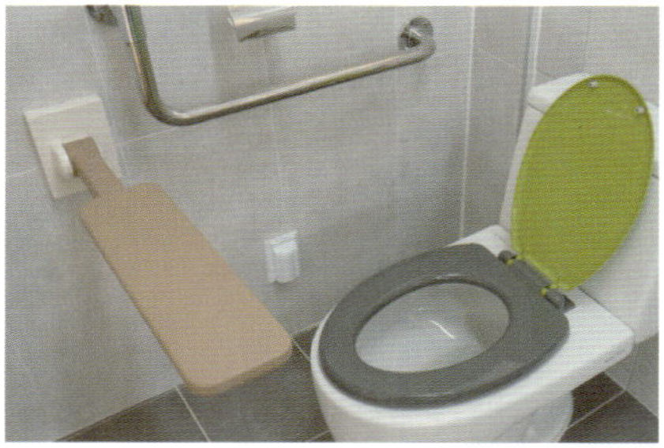

변좌에 색이 적용된 변기와 안전손잡이 (*)

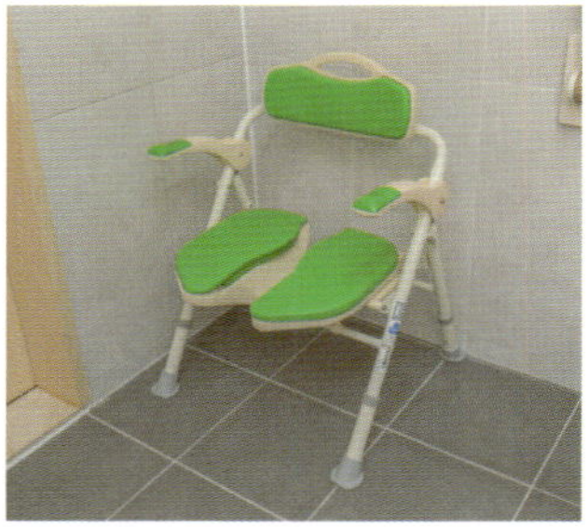

손잡이가 달린 샤워용 의자 (*)

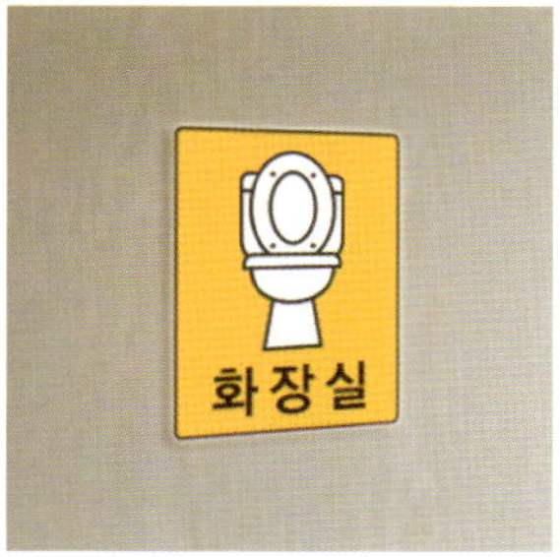

화장실 문 표지판

주거환경

05

주방 · 식당
요리하기, 식사하기

식사 시간 확인하기, 식기 및 음식 꺼내기, 장 볼 물건 기록하기, 요리하기, 주방에서 이동하기, 약 복용하기, 그 외

주방에서는 식재료 준비, 조리하기, 식사하기, 식기 다루기 등 다양한 활동이 일어납니다. 주방기구와 식기, 각종 소품, 그리고 위험요소를 확인하고 어르신들이 안전하고 쉽게 식사·조리 활동을 할 수 있도록 공간을 구성합니다.

체크항목		(체크)
① 냉장고	내용물을 확인할 수 있는 투명한 용기를 사용하고, 냉장고 문에는 장 볼 물건 등을 적을 수 있는 메모판을 붙여줍니다.	☐
② 수납장	수납물품을 쉽게 찾도록 글, 그림의 표식을 붙이거나, 내부가 보이는 수납장 문을 사용합니다.	☐
③ 식기	바닥이 평평한 식기를 사용하고 식탁보, 매트는 식기와 다른 색상을 사용합니다.	☐
④ 싱크대	높이가 너무 높으면 요리 내용물이 보이지 않아 화상을 입을 수 있으므로 높이를 조정하거나 발판 등을 사용합니다.	☐
⑤ 가스, 전기레인지	화재예방을 위해 전기레인지 사용 시 약한 불을 구분하기 힘들어 화상위험이 있으므로 어르신 상태에 맞는 것을 설치합니다.	☐
⑥ 가스타이머	평소 화재에 대해 불안, 초조, 두려움이 발생할 수 있으므로 가스타이머를 설치합니다.	☐
⑦ 주방용품	친숙한 주방용품을 사용하고 끓으면 소리나는 냄비, 테두리가 낮지않은 프라이펜, 전기주전자 등을 사용합니다.	☐
⑧ 수도꼭지	잡기 쉽고 익숙한 형태의 수도꼭지를 사용하고 냉·온수를 구별할 수 있도록 스티커를 붙여줍니다.	☐
⑨ 주방가구, 의자	가구는 벽이나 바닥 색상과 구분되게 하고, 각지거나 딱딱하고 무거운 의자는 피합니다.	☐
⑩ 약통	식탁주변 일정한 곳에 두고 요일과 아침, 점심, 저녁을 구분한 약통을 둡니다.	☐

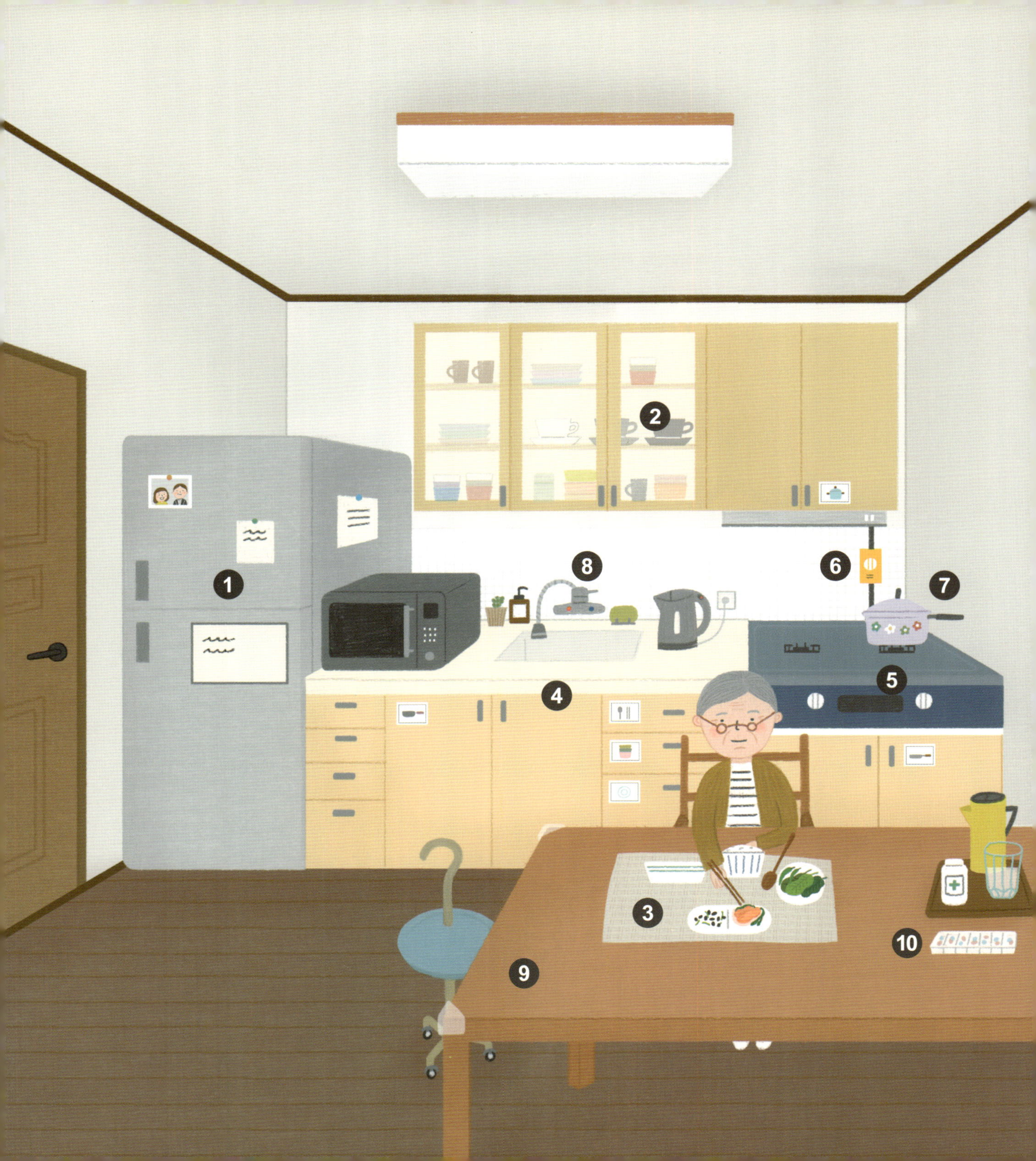
1
2
8
6
7
4
5
3
10
9

1. 냉장고

· 냉장고 안에는 투명한 플라스틱 통 등 내용물을 확인 할 수 있는 용기를 사용합니다.
· 참기름이나 깨 등 양념통에는 견출지로 내용물을 확인하기 쉽도록 하며, 음식재료가 오래된 것을 구별할 수 있도록 유통기한도 적어놓는 것이 좋습니다.
· 장 볼 물건을 기록하기 쉽도록 메모판(예.화이트보드)을 펜과 함께 마련해둡니다.

2. 수납장

· 어르신이 수납 물품을 찾기 쉽도록 수납 물품에 해당하는 글/ 그림의 표식을 붙여둡니다.
· 보관된 물품의 구별이 쉽도록 내부가 보이는 수납장을 사용합니다.
· 수납장 문과 손잡이는 서로 대비되는 색상을 사용하여 손잡이의 인식을 쉽도록 합니다.
· 수납장은 어르신의 키에 맞추어 너무 높지 않게 사용하기 쉬운 위치에 설치합니다.

3. 식기

· 평상시에 사용하던 친근한 식기를 이용하며, 어르신이 직접 사용하여 식사할 수 있도록 유도 합니다.
· 식기는 가능한 바닥이 평평한 것을 사용하고, 식탁보나 식탁 매트는 식기와 다른 색상으로 잘 미끄러지지 않는 것을 선택합니다.

4. 싱크대

· 조리대는 가능한 밝은 색상의 관리가 용이한 재질을 사용하여 어르신의 시각에서 눈에 잘 띄고 청결하게 유지할 수 있도록 합니다.
· 싱크대는 너무 높을 경우, 요리하는 중에 냄비 안의 상태를 확인할 수 없고 화상을 입을 수 있으므로, 가능하면 어르신의 키에 맞추어 조정합니다.

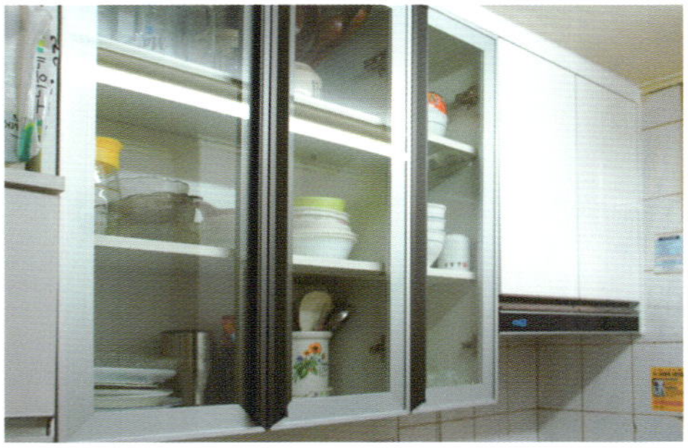

내부가 보이는 수납장

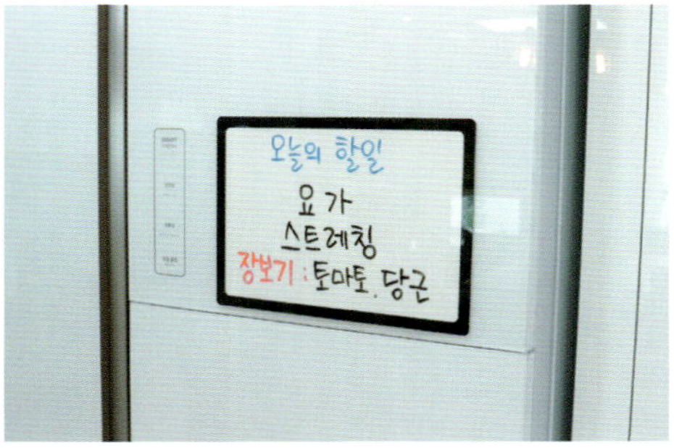

장 볼 물건을 기록한 메모판(*)

5. 가스, 전기레인지

· 가스레인지는 대부분 가정에서 오랫동안 사용해 와서 익숙하게 사용하고 화력을 조절할 수 있지만 안전성 확보가 어렵습니다.

· 이런 경우 전기 레인지를 통해 안전하게 요리할 수 있지만, 약한 불일 때 켜져 있는것을 구별하기 힘들어 화상을 입을 위험이 있으므로 주의가 필요합니다.

· 어르신 상태에 맞는 방식의 레인지를 선택하여 사용합니다.

6. 가스타이머

· 가스를 켜두고 나가거나 평소 화재에 대해 불안, 초조, 두려움 등이 발생할 수 있으므로 가스타이머를 설치합니다

7. 주방용품

· 주방용품이나 식기는 교체할 경우, 정서적 안정감을 위해 기존에 쓰던 것과 비슷한 것으로 합니다. 주전자는 되도록 물이 끓으면 소리가 나거나 자동으로 꺼지는 것으로 사용합니다.

- 압력솥

· 어르신이 압력솥을 중간에 갑자기 열었을 때에 나오는 김으로 인해 화상을 입을 수 있습니다. 이를 방지하기 위해 압력솥 사용을 지양하거나 조심할 수 있도록 표시합니다.

- 프라이팬

· 테두리가 낮은 프라이팬은 기름이 튀기 때문에 위험할 수 있으므로 너무 낮지 않은 프라이팬을 사용합니다.

8. 수도꼭지

· 어르신께 익숙한 형태의 수도꼭지를 사용합니다.

· 온수와 냉수 구별이 힘들 경우 스티커 등으로 표기를 하여 인지가 쉽도록 합니다. ※ 책 뒷면에 스티커 포함

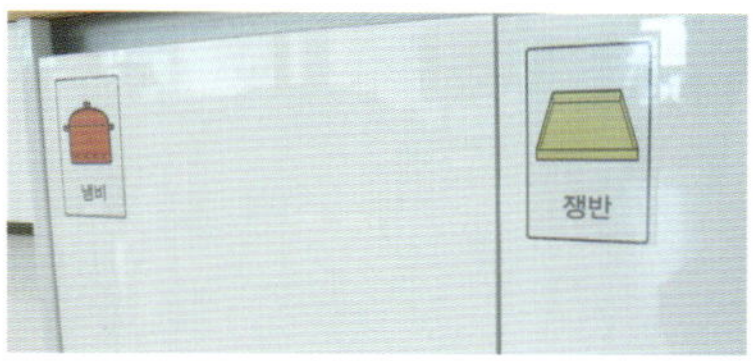

수납물건이 표기된 수납장 (*)

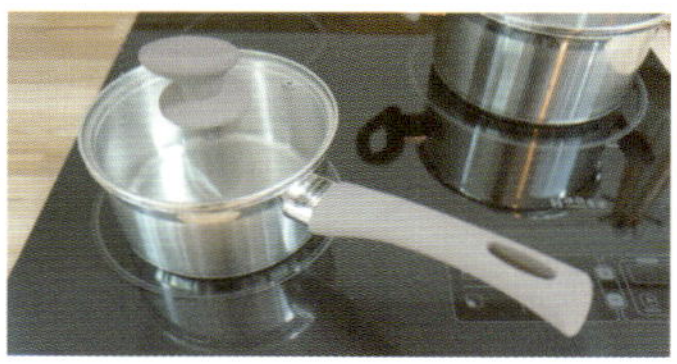
무겁지 않은 편수냄비 (*)

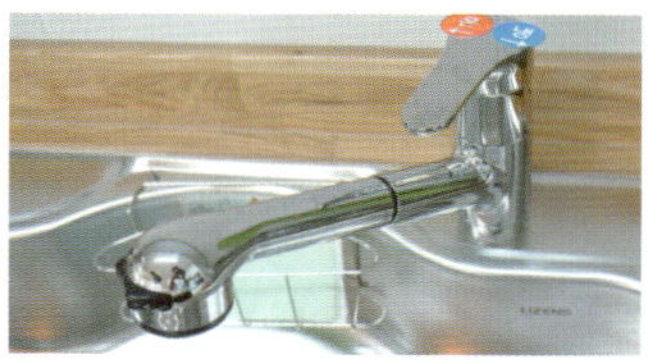
냉 온수 구별이 쉬운 수도꼭지 (*)

9. 주방가구, 의자

- 가구는 벽이나 바닥과 명확히 구분이 되고, 예전부터 사용하던 디자인의 주방가구를 사용하는 것이 바람직합니다. 그릇이 들어가는 수납장은 가능한 안에 물품이 보이도록 하는 것이 좋습니다.
- 모서리가 날카로운 경우에는 모서리 보호대를 붙여줍니다.
- 식탁 의자의 경우 좌우 손잡이가 있고, 앉았다 일어나기 좋은 것을 사용합니다. 의자는 편안하고 닦기 쉬운 소재로 된 것을 선택하며, 테두리가 각진 의자나 너무 딱딱한 의자는 피합니다.
- 식사 시 의자에 앉았을때 발이 바닥에 닿아야 음식을 잘 삼킬 수 있으므로 어르신의 종아리 길이에알맞은 낮은 높이의 의자가 좋습니다.

10. 약통

- 약은 보통 식사시간 전후에 먹게 되므로, 약통은 식탁에 두어 한 주의 요일 별로 나누고 하루의 시간으로 나눠서 담아 두는 것이 좋습니다.
- 약통 앞에는 언제 먹는지 간단한 표시가 되어 있는 게 좋고(예: 점심 식사 후) 여유가 된다면 먹는 시간을 알려주는 디지털약통을 활용할 수도 있습니다.

● 꽃병

- 꽃을 좋아하는 경우에는 식탁을 꽃으로 장식할 수 있도록 꽃병을 두는 것도 좋습니다. 적절한 색상이나 향은 감각을 자극하는 데 도움이 됩니다.

● 식사 시간

- 어르신이 규칙적으로 식사하며, 매일 식사 시간을 잊어버리지 않도록 시계에 표기해 두거나 알람을 설정해 줍니다.

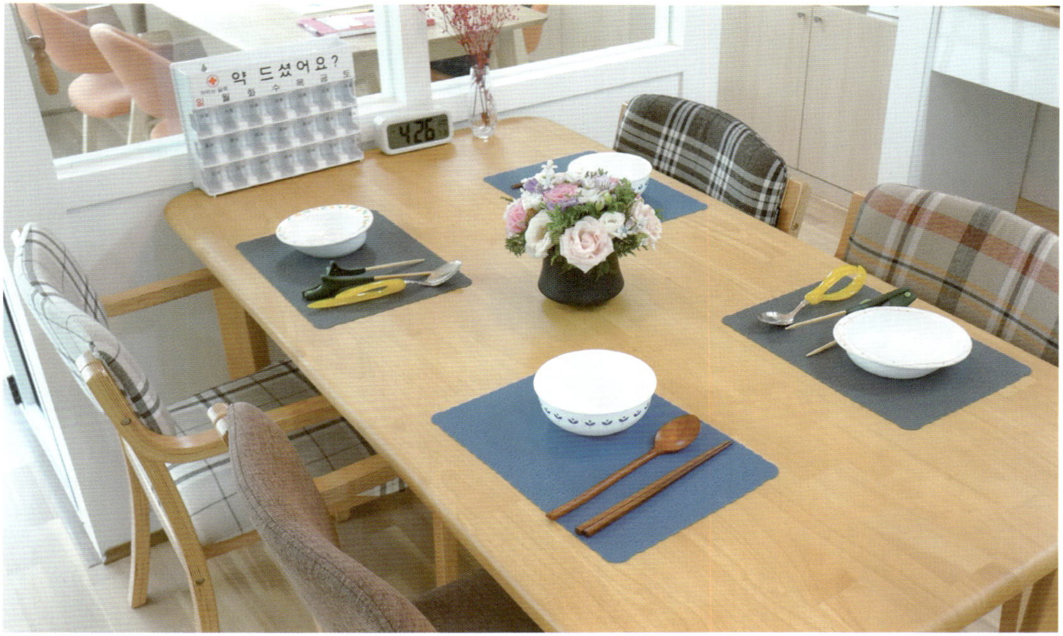

친숙한 분위기의 식탁과 좌우 손잡이가 있는 식탁의자(*)

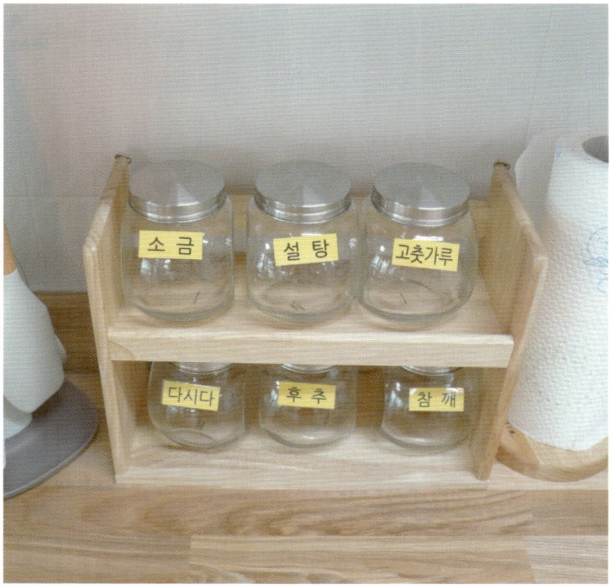

구분하게 쉽게 이름표를 부착한 조미료통(*)

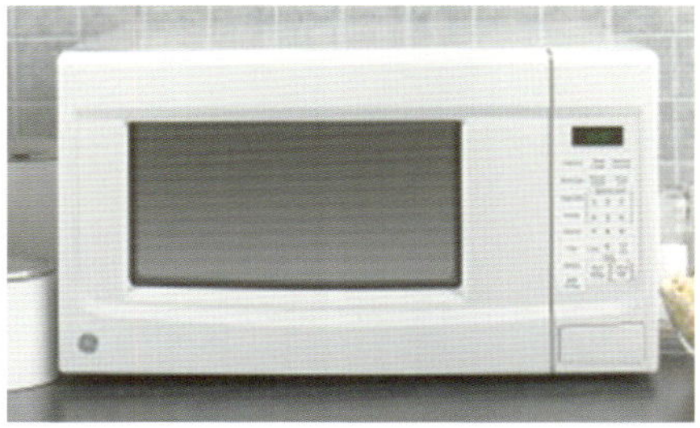

위험한 가스불 대신 안전한 전자렌지 사용

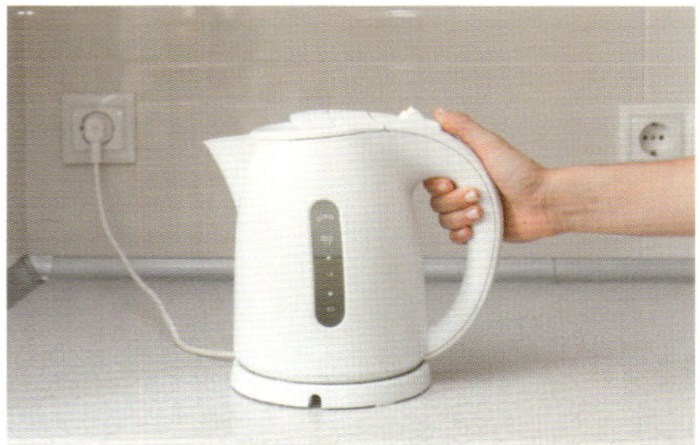

안전한 전기주전자

06

다용도실 · 베란다

세탁하기, 빨래널기

다용도실 · 베란다 들어가기, 스위치 켜기, 빨래건조대 및 세제 꺼내기, 세탁기 사용하기, 위험상황 방지하기

세탁하기 · 빨래 널기 · 재활용하기 · 필요한 물건 찾기 등의 활동을 혼란스럽지 않고, 안전하고 순조롭게 활동 할 수 있도록 유의하여 공간을 구성합니다.

체크항목		(체크)
① 바닥	바닥에 미끄럼 방지 마감을 하고, 벽과 바닥의 경계를 구별하기 쉽게 대비되는 색상을 적용합니다.	☐
② 문턱	걸려 넘어지지 않도록 문턱에 눈에 띄는 색으로 적용하고, 가능하면 문턱은 없애도록 합니다.	☐
③ 문, 문손잡이	문손잡이는 열기 쉽게 다른 색상을 적용하고, 안에서 문이 잠기지 않고 밖에서 쉽게 열 수 있도록 합니다.	☐
④ 스위치, 콘센트	스위치, 콘센트 커버는 벽과 구별되도록 대비되는 색상으로 하고, 스위치 버튼 간에도 색을 달리 적용합니다.	☐
⑤ 표지판, 이름표	수납장 물건을 쉽게 찾거나 세탁기 순서, 재활용 쓰레기통 등에 표지판, 이름표 등을 붙여줍니다.	☐
⑥ 세탁기	세탁기의 작동순서를 번호로 표시하고, 세탁물을 쉽게 꺼낼 수 있도록 긴 집게를 활용합니다.	☐
⑦ 수도꼭지	너무 뜨거운 물이 나오지 않도록 온도를 제한하고, 냉·온수를 쉽게 구별하도록 스티커를 붙여줍니다.	☐
⑧ 위험물질	위험물질은 착각하지 않도록 수납장 안에 넣어두거나 잠금장치를 설치합니다.	☐

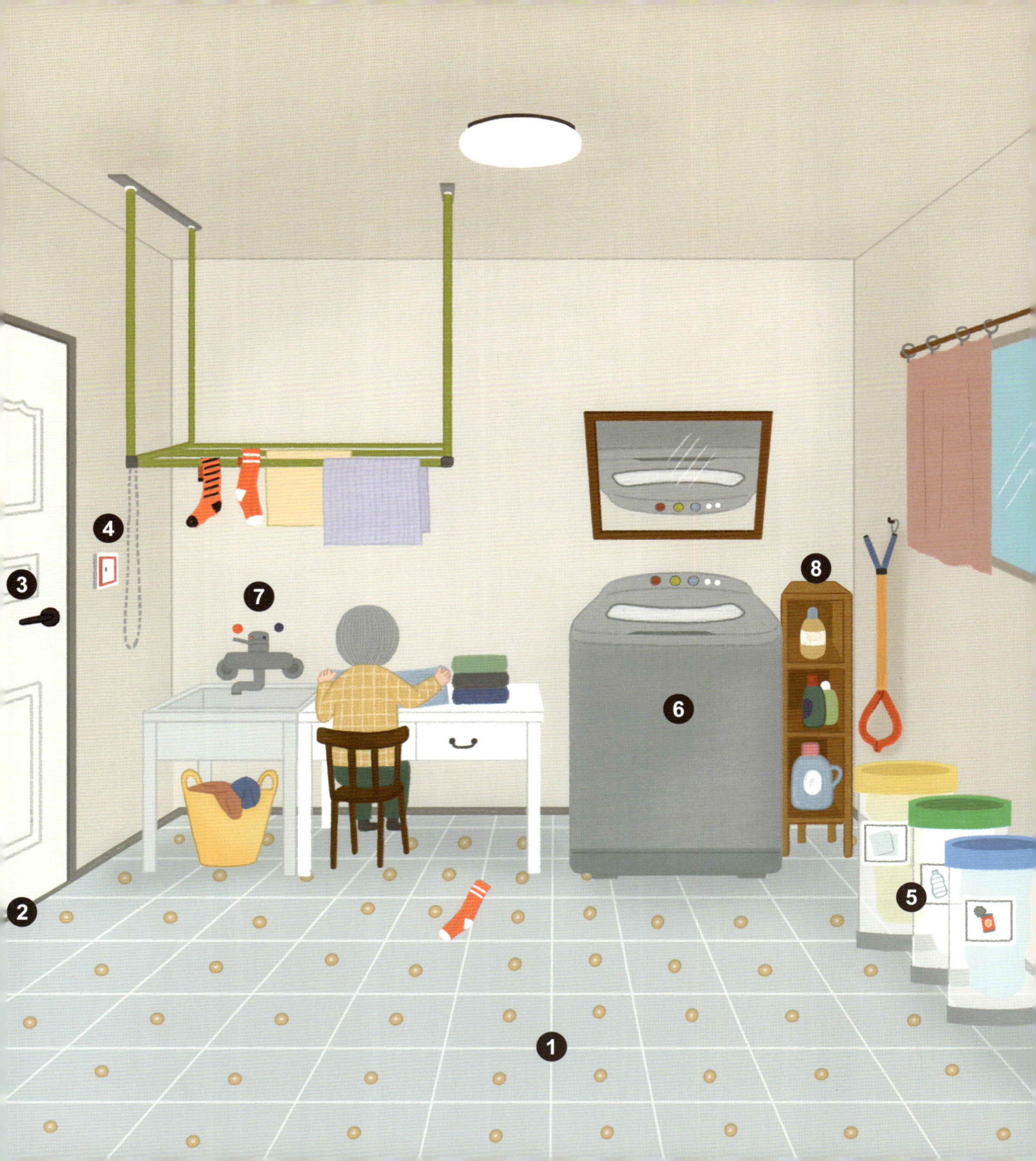
1
2
3
4
5
6
7
8

1. 바닥

- 걸려서 넘어질 수 있으므로 바닥의 불필요한 물건들은 치우도록 합니다.
- 다용도실에 세탁기가 있거나 별도의 수도가 있는 경우에는 미끄럽지 않은 재질의 바닥타일로 방지 스티커를 붙여둡니다.
- 벽과 바닥의 경계가 잘 구분될 수 있도록 구별이 쉬운 색상을 사용합니다.

2. 문턱

- 가능한 문턱을 없애도록 하며, 없애지 못할 경우에는 걸려 넘어지지 않도록 눈에 띄는 색상의 띠로 차이를 표시합니다.

3. 문, 문손잡이

- 다용도실에 문이 있는 경우, 문손잡이는 문과 색상을 달리하여 쉽게 잡을 수 있도록 합니다.
- 안에서 위급한 상황이 일어났을 경우를 대비하여 문이 잠기지 않도록 잠금장치를 없애거나, 밖에서 쉽게 문을 열수 있도록 합니다.

4. 스위치, 콘센트

- 조명 스위치와 전기 콘센트를 쉽게 알아볼 수 있도록, 벽과 구별이 가도록 대비되는 색상을 사용합니다.
- 스위치 버튼 간에도 색상을 달리하여 쉽게 구별할 수 있도록 합니다.

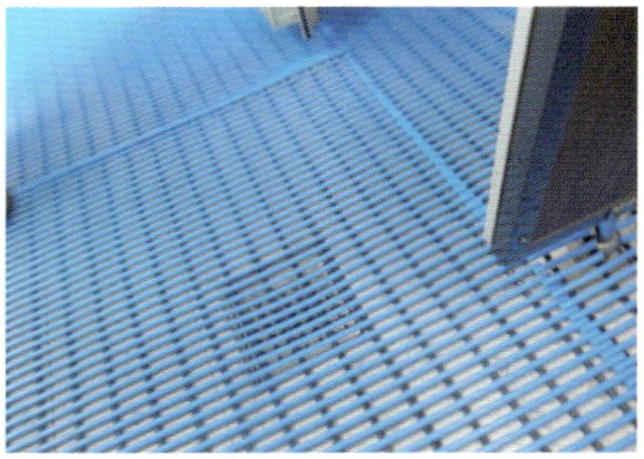
미끄럼 방지 발판

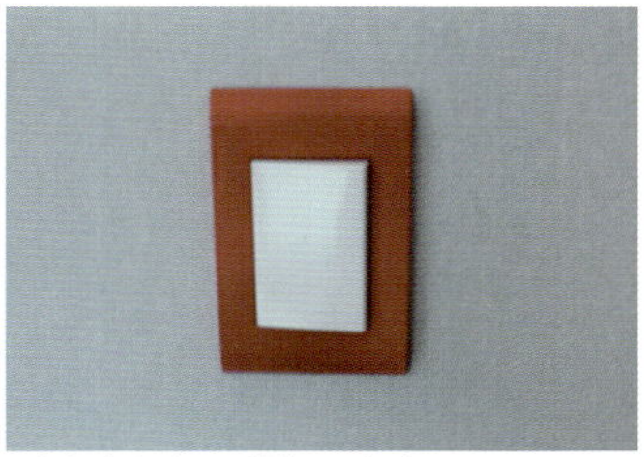
색상대비가 뚜렷한 스위치

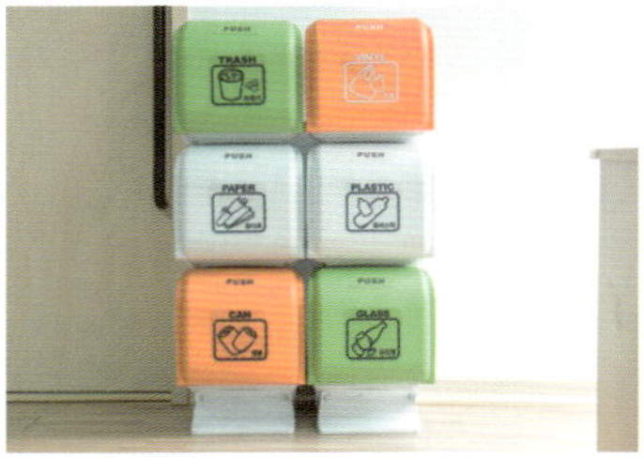
재활용품별 그림이 붙은 쓰레기통 (*)

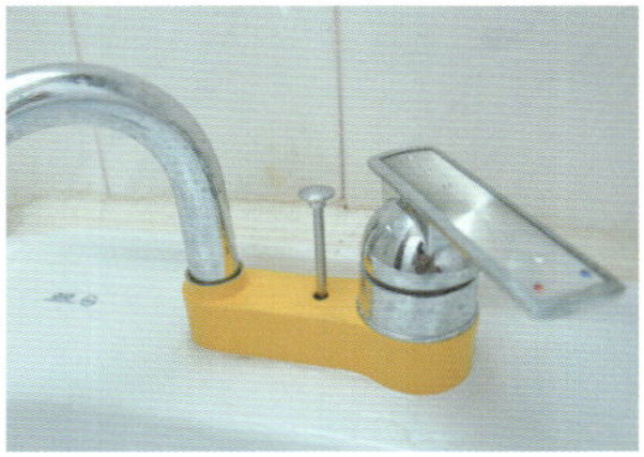
쉽게 찾을 수 있는 수도꼭지

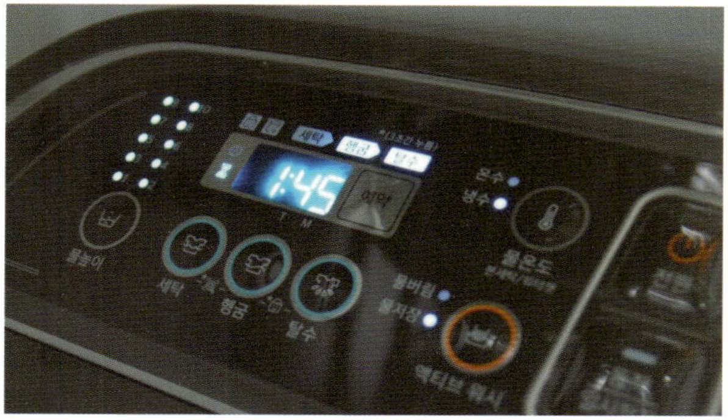

작동법이 쉬운 세탁기

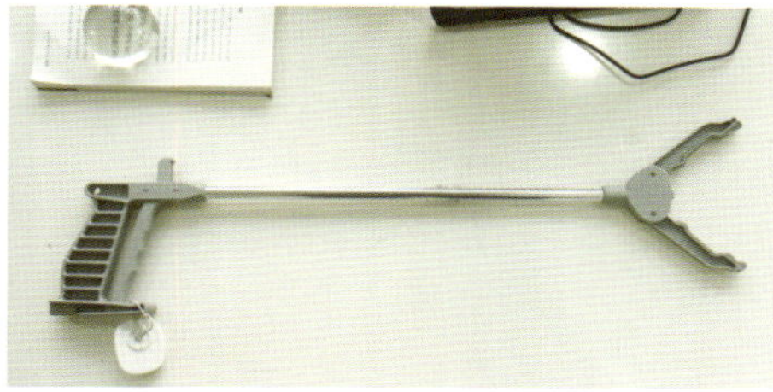
빨래를 꺼낼 때 사용하는 집게

5. 표지판, 이름표

· 수납장 안에 어떤 물건이 있는지 쉽게 알 수 있도록 적절한 그림이나 표지를 붙여둡니다. 이때 글보다는 그림이나 사진을 활용하는 것이 좋습니다.
· 자주 사용하는 물건은 손이 잘 닿는 위치의 선반에 둡니다.
· 쓰레기통에도 재활용품 별로 그림을 붙여서 쉽게 구분하여 정리할 수 있도록 합니다.

6. 세탁기

· 세탁기를 교체해야 하는 경우, 가능한 예전부터 사용하던 익숙한 형태의 세탁기로 선택합니다.
· 작동법에 익숙하지 않다면, 필수 버튼에 번호를 표기하여 순서대로 누를 수 있도록 합니다.
· 세탁기의 투입구 높이 등은 허리를 구부리는 것이 어려우므로 설치시 유의 합니다.
· 빨래를 꺼낼 때에 허리를 숙이지 않아도 되도록 긴 집게를 세탁기 옆에 둡니다.

7. 수도꼭지

· 친숙한 형태의 수도꼭지를 사용합니다. 너무 뜨거운 물이 나오지 않도록 온도를 제한하고, 냉온수가 섞여 나오도록 되어 있는 것을 사용합니다.
· 냉수와 온수를 쉽게 구분할 수 있도록 냉온 표시가 되어 있는 것을 사용합니다.

※ 책 뒷면에 스티커 포함

8. 세제를 포함한 위험물질

· 각종 세제나 위험 물질들은 착각하지 않도록 구분하여 수납장 안에 잘 넣어둡니다.
· 치매가 진행되면 수납장에 잠금장치를 해두어 쉽게 접근하지 못하도록 합니다.

현관

외출하기

외출 전 중요물품 챙기기, 외출복으로 갈아입기, 신발 신기, 안전하게 나가기, 문단속하기

어르신이 외출할 때 필요한 물건을 빠뜨리거나, 문단속을 잊지 않도록 현관문 안쪽에 메모판 등을 설치하여 주고 지팡이, 열쇠. 안경. 약 등 자주쓰는 물품은 일정한 장소에 두거나 보관통 등을 마련해 줍니다. 신발을 신거나 문을 열 때 넘어지지 않도록 바닥, 가구, 손잡이, 조명 등을 활용하여 공간을 구성해 줍니다.

체크항목		(체크)
① 보관함	현관 주변에 지팡이, 보행 보조기구 보관장소를 두고, 외출 시 자주쓰는 물품을 잊지않게 보관통을 마련해둡니다.	☐
② 가구	낙상하지 않고 신발을 신고 벗을 수 있도록 안전손잡이와 의자를 설치합니다.	☐
③ 조명	센서등을 사용해 조명이 켜지게 하고, 조명은 항상 켜두지 않습니다.	☐
④ 바닥	미끄럽지 않고 빛반사가 덜한 바닥재를 사용하고, 자주 신는 신발은 신발장 하부에 공간을 마련합니다.	☐
⑤ 문 안전장치	문은 서서히 닫히도록 하고 문에 소리나는 종이나 센서가 있는 알람 등을 설치합니다.	☐
⑥ 문턱	가능한 문턱은 없애고 신발 신는 바닥과 단차가 있는 경우 눈에 띄는 색이나 단차제거 발판을 설치합니다.	☐
⑦ 메모판	문단속, 물건 등을 잊지않도록 현관문 안쪽에 메모판 등을 마련합니다.	☐

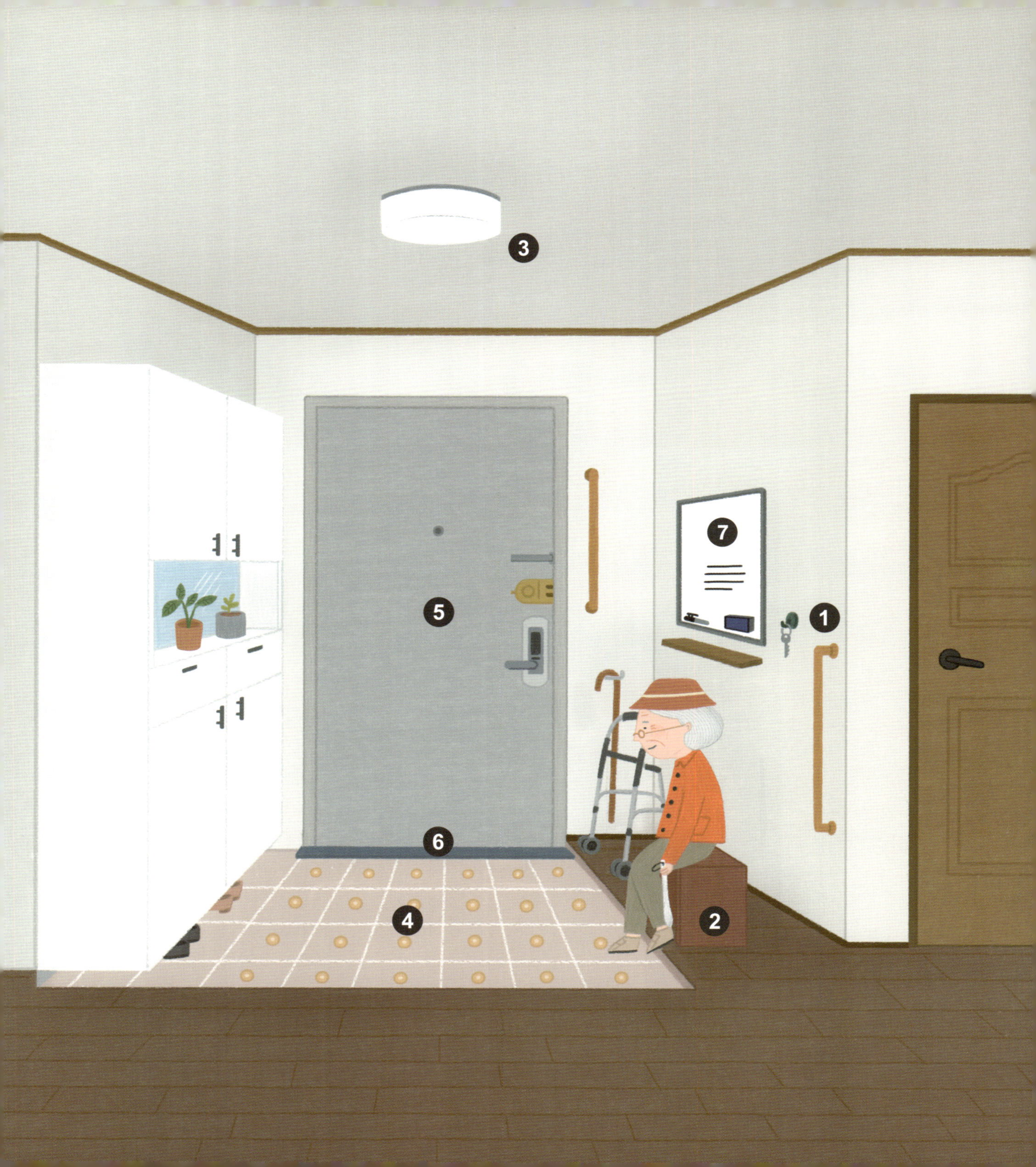
3
7
5
1
6
4
2

1. 보관함

· 열쇠, 안경, 돈, 지갑처럼 중요한 것은 항상 같은 장소에서 찾을 수 있도록 보관 통을 마련해둡니다.

· 현관주변 잘 보이는 곳에 지팡이 등의 보행 보조기구를 둡니다. 사용 후 항상 제자리에 놓을 수 있도록 합니다.

2. 가구

· 신발장의 모서리가 날카로운 경우에는 모서리 보호대를 붙여줍니다. 공간이 허락되면 낙상하지 않고 신발을 신고 벗기 편하도록 지지대가 있는 의자를 놓아두며 신발을 신기 편하도록 긴 구둣 주걱을 걸어놓을 수도 있습니다.

3. 조명

· 외부에 안전등을 설치합니다. 치매가 진행되면, 불빛에 끌려 살피러 나갈 수 있으므로 집안에 사람이 있을 때는 켜두지 않습니다.

· 센서등을 달아 자동으로 불이 들어오도록 할 수도 있습니다.

4. 바닥

· 걸려 넘어지지 않도록 바닥에 불필요한 물건들은 놓지 않도록 합니다.

· 자주 신는 신발은 신발장 하부에 공간을 마련하여 정리합니다.

· 바닥에 빛이 반사될 경우 눈이 부셔서 두려움을 느끼거나 방향감각을 잃어버릴 수 있으므로 반사가 덜한 바닥재를 사용합니다.

5. 문 안전장치

· 문이 서서히 닫힐 수 있도록 문 안전장치를 설치합니다.

· 문에 종을 달아 두면 문이 열리고 닫히는 것을 알 수 있어 어르신의 외출을 확인할 수 있습니다.

· 치매가 진행되면 쉽게 열 수 없도록 안쪽에 잠금장치를 추가하고, 출입문이 벽과 구분하기 어렵도록 하며, 센서를 설치하여 혼자 외출을 시도할 때 알람이 울리도록 합니다.

6. 문턱

· 가능한 문턱을 없애도록 합니다.
. 신발 신는 바닥과 단차가 있는경우 낙상을 방지하기 위해 눈에 띄는 색상으로 차이를 표시합니다.

7. 메모판

· 문단속을 잊지 않고 나가도록 현관문 안쪽에 표지를 해두거나 음성 안내 장치를 설치합니다.

● 옷걸이

· 외출할 때 계절별로 잘 입는 외투와 겉옷가지를 현관 한 곳에 걸어 두어 찾기 편하게 하고, 면역력이 약한 노인의 건강에도 도움이 됩니다.

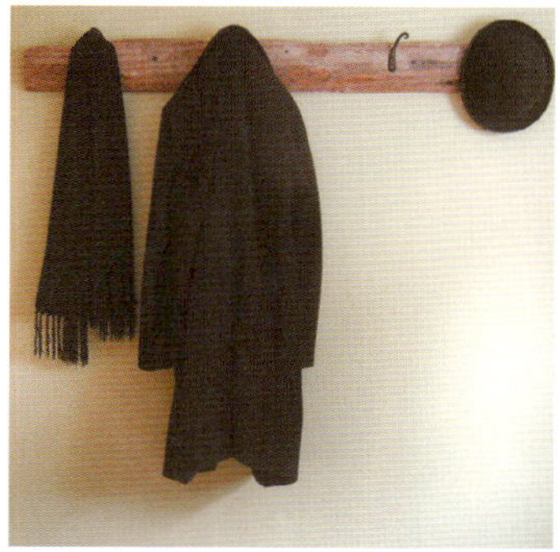

한곳에 걸어둔 외출복

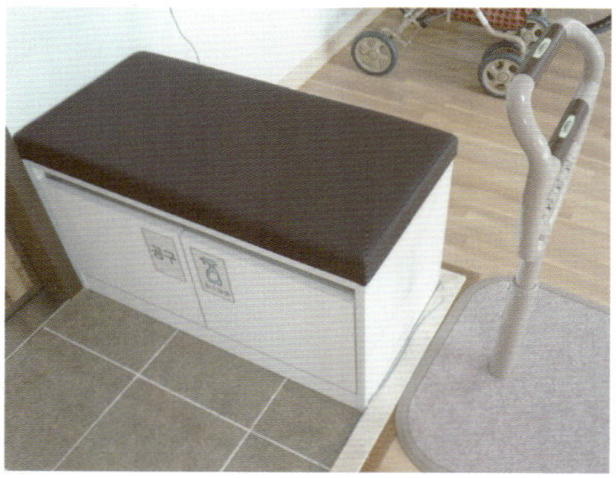

신발을 신기 편리하고 안전한 의자와 안전손잡이 (*)

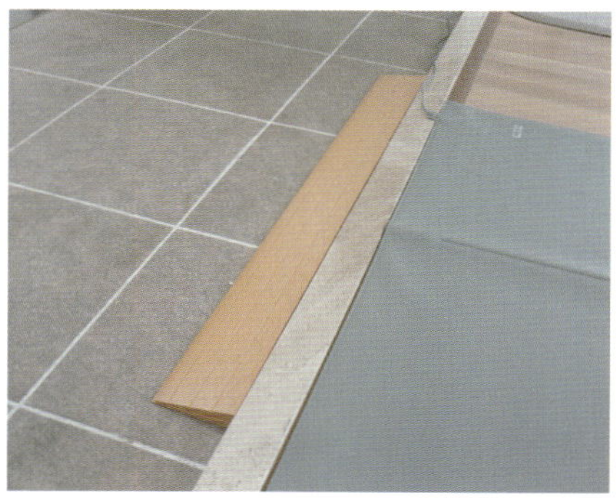

낙상방지를 위해 현관의 단차제거 (*)

08 우리집 체크리스트

1.공통사항 총 46개 항목 | 15개 이하(미흡), 16–30개(적정), 31개 이상(우수)

총 ( ) 개

1–1 환기

· 정기적으로 환기를 시켜 외부의 신선한 공기와 자연광이 들어오도록 합니다 .

1–2 조명

· 조명은 대체로 밝게 하고, 자연광을 이용할 수 있도록 창문이 있는 것이 좋습니다.
· 반사되는 물건은 창문 근처에 두지 않습니다.
· 더 잘 보여야 하는 곳에는 간접조명을 설치합니다.

1–3 조명 스위치 및 전기 콘센트

· 벽지와 스위치 간에 구별이 가도록 대비되는 색상을 적용합니다.
· 스위치 버튼 간에도 색상을 다르게 합니다.
· 스위치 버튼이 여러 개인 경우, 스위치 버튼이 어느 방의 불을 가리키는지 이름표를 부착합니다.

1–4 안전 손잡이

· 안전손잡이는 주변색과 대비되고, 눈에 잘 띄는 색상으로 설치합니다.

1–5 표지판 및 이름표

· 공간의 쓰임새를 쉽게 알 수 있도록 적절한 그림이나 표지를 붙여둡니다. 이때 글과 함께 그림이나 사진을 활용하는 것이 좋습니다.
· 자주 찾는 물건은 수납장, 서랍장 등에 이름표를 붙여 쉽게 찾을 수 있도록 합니다.

1–6 바닥과 도배

· 방이나 거실의 경우 장판 모서리에 걸려 넘어지지 않도록 끝부분을 잘 마감합니다.
· 바닥에 있는 잡동사니는 치웁니다.
· 화려하고 복잡한 무늬는 피하고, 줄무늬는 높낮이가 있는 것으로 보일 수 있으므로 피합니다.
· 벽과 바닥이 잘 구분될 수 있도록 차이가 나는 색상을 사용합니다

1-7 가구

· 동선에 방해되는 가구는 옮기며. 모서리가 각지거나 날카롭지 않은 가구를 사용합니다.
· 필요한 경우 모서리에 모서리 보호대를 설치합니다.

1-8 문턱과 계단

· 문턱은 없애도록 합니다.
· 각 계단의 모서리 부분은 잘 보이는 색상의 미끄럼 방지 테이프 또는 코너 각으로 마감합니다.
· 계단에는 양쪽에 안전손잡이를 설치합니다.

1-9 문손잡이

· 문손잡이는 레버형으로 설치하되, 옷에 걸려 넘어지지 않도록 뭉뚝하거나 ㄷ자형태로 교체합니다.
· 문손잡이는 시력이 약해지신 분들을 위해 대비되는 색상으로 설치합니다.

1-10 메모판 및 달력

· 여백이 있는 달력을 벽에 걸어 두고, 중요한 약속, 모임이나 가족의 생일 등을 기록합니다.
· 큰 숫자로 된 달력이 좋습니다.
· 시간 감각을 되살리기 위해 계획표, 일정표 등을 작성합니다.

1-11 중요 물품

· 열쇠, 안경, 돈이나 지갑처럼 중요한 것은 항상 같은 장소에 두도록 보관통을 마련해 둡니다.
· 현관문 열쇠 처럼 자주 사용하는 열쇠는 별도로 복사하여 가까운 가족이나 친지에게 맡겨둡니다.

1-12 약통

· 약통은 식탁에 두어 한 주의 요일 별로 나누고 하루의 시간 별로 나눠 둡니다.
· 약통 앞에는 언제 먹는지 간단한 표시를 합니다.

1-13 가족앨범

· 가족의 얼굴을 기억할 수 있도록 가족앨범을 잘 보이는 곳에 놔둡니다.

1-14 수첩 / 연락처

· 전화번호 등을 기록할 수 있는 수첩과 고정형 펜을 전화기 근처에 둡니다.

08 우리집 체크리스트

1.공통사항

1-15 시계

· '시계'로 인식할 수 있도록, 시간을 소리로 알려주는 괘종시계 등 옛날방식의 시계들을 사용합니다. 친숙한 디자인이 중요합니다.

1-16 창문

· 창문은 필요에 따라 너무 많이 열리지 않는 창문으로 교체합니다.
· 외부의 자극이 많은 곳에 창문이 있는 경우 격자모양 창문 등을 적용하여 자극을 줄여줍니다.

1-17 커튼

· 벽과 구별이 되는 색의 커튼을 설치하고 복잡하고 어른거리는 무늬는 피합니다.
· 실내 · 외 공간의 시각적 정보를 조절하기 위해 레이스 커튼 등을 설치합니다.

1-18 거울

· 거울을 없애거나 다른 가족의 편의를 고려해 커튼,블라인드를 치고 장식 등을 달아둡니다.

1-19 익숙한 소품

· 정서적 안정을 위해 그림, 장식품, 자신이 만든 것, 취미용품 등 익숙한 소품을 놓아둡니다.

1-20 가스차단기, 화재감지기, 누전차단기

· 가스차단기, 화재감지기 및 누전차단기를 설치하고, 제대로 작동되고 있는지 점검합니다.

1-21 세제나 위험물질

· 주방이나 다용도실에 있는 각종 세제나 위험 물질들은 수납장 안에 잘 넣어 둡니다.
· 치매가 진행되면 수납장에 잠금장치를 해 두어 쉽게 접근하지 못하도록 합니다.

1-22 날카롭고 위험한 도구

· 칼이나 가위처럼 날카로운 도구는 찬장이나 수납장 안에 넣어 둡니다.
· 치매가 진행되면 잠금 장치를 해두어 쉽게 접근하지 못하도록 합니다.

1-23 미끄럼방지

· 화장실,세탁실과 같이 미끄러운 장소에는 미끄럼방지 타일, 스티커 등을 설치합니다.

1-24 가구모서리

· 날카로운 가구모서리나 벽 등에는 모서리 보호대를 설치합니다.

1-25 성냥, 양초

· 화재로 이어질 수 있는 성냥과 양초는 치워두며, 그 대신에 손전등을 비치합니다.

1-26 현관문

· 외출을 소리로 확인할 수 있도록 종이나 센서가 있는 알람 등을 설치합니다.

08 우리집 체크리스트

2. 침실 총 21개 항목 | 7개 이하(미흡), 8–15개(적정), 16개 이상(우수)

총 ( ) 개

2-1 침대와 침구

- 침구 간에 구별이 잘 가도록 하고, 화려하고 복잡한 무늬는 피합니다.
- 침대 높이는 앉고 서기 편하고 관절에 무리가 가지 않고 높이 조절이 가능한 침대를 구비하는 것이 더 좋습니다.
- 이불과 온돌을 사용할 경우 바닥에서 일어날 때에 어려움이 없도록 주변에 잡고 일어날 수 있는 무게중심이 튼튼한 가구를 둡니다.

2-2 커튼

- 밤에는 커튼을 내려 숙면을 취할 수 있도록 합니다.
- 화려하고 복잡하거나 어른거리는 무늬는 피합니다.
- 블라인드를 설치할 경우 줄무늬 그림자에 의해 불안해 할 수 있으므로 레이스 커튼 등을 사용합니다.
- 낮에는 자연채광으로 일광욕을 할 수 있도록 합니다

2-3 취침등

- 밤에는 취침등(예. 콘센트 조명)을 켜고, 취침등은 켜기 쉬운 형태의 터치등이 좋습니다.

2-4 스위치

- 스위치 커버는 벽과 대비되는 색상으로 부착하여 줍니다.
- 밤에 불을 켤 수 있도록 야광스위치를 설치할 수도 있습니다.

2-5 시계와 달력

- 큼직한 숫자로 된 시계와 큰 숫자로 된 달력이 좋습니다.
- 가능하다면, 날짜와 요일도 함께 표기되고 밤에도 확인할 수 있도록 LED등이 있는 시계가 좋습니다.
- 메모판 및 달력 메모와 약속에 대해 쓸 수 있는, 여백이 있는 달력을 둡니다.

2-6 옷장

- 내부가 보이는 옷장 문을 사용하여 옷이 잘 보이도록 하여 혼란을 줄이고, 사계절의 변화가 인지될 수 있도록 합니다.

2-7 소지품 보관함

· 열쇠, 안경, 돈이나 지갑처럼 자주 사용하고 중요한 것은 항상 같은 장소에 두도록 보관함을 마련합니다.

2-8 액자

· 어린시절이나 젊었을 때 행복했던 시간들을 회상할 수 있게 사진이나 액자를 설치합니다.

2-9 문손잡이

· 문과 구별되는 색상을 사용하고, 레버형 손잡이로 하되 뭉툭하거나 'ㄷ'자형태를 사용합니다.

• 거울

· 거울은 적절한 장소에 둡니다. 치매가 진행되면, 거울에 반사된 자신의 모습을 인지하지 못하고, 방 안에 다른 사람이 있다고 생각할 수 있습니다. 이런 문제를 보이면, 거울을 없애거나 블라인드를 설치하여 가려둡니다.

• 식수

· 밤에 물을 마시기 위해 이동하다가 낙상사고가 일어날 수 있으므로 식수를 옆에 두고 취침할 수 있도록 합니다.

• 장식품

· 익숙한 물건을 활용해 장식하는 경우 시선의 높이와 방향 등 신체적 특성을 고려합니다. 특히 걸을 때 시선이 아래로 향하기 때문에 약간 낮게 두어 인지하기 쉽도록 합니다.

• 전기장판

· 전기장판은 계속 켜져 있을 경우, 온도 변화에 둔감한 어르신이 경미한 화상을 입을 수가 있습니다.
전기장판이 계속 켜져 있지 않도록 타이머를 설정해 놓습니다.

08 우리집 체크리스트

3. 거실 총 30개 항목 | 10개 이하(미흡), 11–20개(적정), 21개 이상(우수)

총 ( ) 개

3–1 전화기

· 큰 숫자로 된 유선전화기를 함께 사용하며, 불이 들어오는 전화기를 사용합니다.

3–2 비상연락망과 메모장

· 전화기 옆에 친척이나 가족, 친구, 병원 등 중요한 전화번호를 적어둡니다 (자기 자신의 전화번호 포함). 알아보기 쉽게 사진을 함께 붙여두는 것도 좋습니다.
· 전화기 옆에 메모장과 펜을 둡니다.

3–3 텔레비전

· 텔레비전 리모컨을 쉽게 보이는 장소에 두고, 사용 후에는 항상 제자리에 되돌려 놓습니다.
· 어두울 때 찾기 쉽도록 야광스티커를 부착해 놓을 수도 있습니다.

3–4 라디오

· 즐겨듣던 음악을 들을 수 있도록 이용하기 쉬운 곳에 라디오, 음반, 녹음기 등을 둡니다.

3–5 보관함

· 자주 잃어버리는 물건은 텔레비전 옆 또는 현관 옆에 수납공간을 두어 보관합니다.
· 서랍장 안에 어떤 물건이 들어 있는지 쉽게 알 수 있도록 서랍 앞면에 적절한 그림이나 표지를 붙여둡니다.
· 그림이나 표지는 눈높이에 부착하며, 글보다는 그림이나 사진을 활용하는 것이 좋습니다.

3–6 표지판, 이름표

· 수납장, 서랍장 등 안에 어떤물건이 있는지 알 수 있도록 앞면에 적절한 그림이나 표지를 붙여둡니다. 이때, 글보다는 그림이나 사진을 활용하는 것이 좋습니다.
· 밤에 찾아야 하는 스위치, 문, 시계에는 야광스티커를 붙여놓아 찾기 쉽게 할 수도 있습니다.

3–7 액자 및 가족사진

· 가족사진, 추억의 사진을 담은 액자를 어르신의 눈높이에 맞춰 비치해둡니다.
· 액자는 잘 고정시켜서 떨어져 다치는 일이 없도록 합니다.

3-8 가구

· 벽이나 바닥과 명확히 구분되는 가구를 설치합니다.
· 예전부터 사용하던 익숙한 디자인의 가구를 사용합니다.

3-9 바닥, 벽지

· 벽은 조명이 너무 반사되거나 눈부심이 없도록 베이지색 등을 적용합니다.
· 천장은 흰색계열을 사용하여 빛의 반사로 방전체를 밝게 합니다.
· 벽과 바닥은 만나는 부분의 색을 대비시켜 경계를 쉽게 파악할 수 있도록 합니다.
· 바닥에 강하게 대비되는 색이나 복잡한 무늬는 피합니다.

3-10 모서리보호대

· 가구, 벽 등에 걸려넘어지지 않도록 대비되는 색의 모서리보호대를 붙여줍니다.

• 취미용품

· 인지 능력을 유지하는 데 도움이 되고 즐거운 놀이가 될 수 있는 것들을 눈에 잘 띄는 곳에 둡니다. (예. 악기, 책, 퍼즐 등)

• 일기쓰기, 글쓰기, 책, 신문읽기

· 규칙적으로 일기 쓰는 습관을 들이는 것도 좋습니다. 글을 쓰는 것은 감각적 자극이 될 수 있습니다.
· 어르신이 책 읽기를 좋아하시는 경우, 책 옆에 돋보기, 또는 돋보기 안경을 함께 두고 정보 습득 및 감각적 자극을 받을 수 있도록 합니다.
· 어르신이 신문 읽기를 좋아하실 경우 신문을 구독하여 읽기 쉽게 해드리면 지속적인 정보 습득 및 사고력 유지에 도움이 됩니다.

• 식물기르기

· 식물 기르기도 감각 자극을 줄 수 있으며, 정서 안정에도 도움이 됩니다.

• 애완동물 기르기

· 어르신이 동물을 좋아하면 애완동물을 기르고 말을 거는 행위를 하는 것도 정신건강에 좋습니다.

08 우리집 체크리스트

3. 거실

• 간단한 운동기구

· 어르신들은 소파에 앉아 있는 시간이 많기 때문에 앉아서 간단한 운동이 가능하도록 하는 것이 좋습니다.
· 앉아서 발을 자극 할 수 있는 발끝치기, 손을 움직여 지압할 수 있는 지압공, 양손으로 당길 수 있는 탄력밴드와 같은 물건들만 두어도, 텔레비전을 보면서도 몸을 움직일 수 있습니다.

• 달력

· 시간감각을 되살리기 위해 약속이나 해랴 할 일을 메모할 수 있도록 여백이 있는 달력을 둡니다.
· 큰 숫자로 된 달력이 좋으며 달력에 매일 할 일을 확인하도록 습관을 들이는 게 좋습니다.

4. 욕실·화장실

총 44개 항목 | 15개 이하(미흡), 16–30개(적정), 31개 이상(우수)

총 ( ) 개

4–1 조명

· 화장실 조명을 밝게 합니다.
· 조명기구에 전구 커버를 사용합니다.

4–2 바닥

· 빛이 반사되지 않는 광택 없는 타일을 사용합니다.
· 미끄럼 방지 시공을 하거나 미끄럼 방지 매트를 깔아 낙상을 대비합니다.
· 바닥타일은 벽 색상과 다르게 하고, 어지러운 기하학적 무늬를 피합니다.

4–3 문, 문턱

· 문턱은 낮추거나 없애야 합니다. 문턱을 낮출 수 없을 경우 눈에 잘 띄는 색상을 적용합니다.
· 화장실 문은 항상 열 수 있어야 하며, 외부에서 잠길 수 없어야 합니다.

4–4 문 손잡이

· 문 손잡이는 사용하기 쉬운 위치에 있어야 합니다.
· 손잡이는 잘 보이는 색상을 사용하며, 레버형 손잡이를 사용하되, 옷에 잘 걸리지 않는 형태를 선택합니다.
· 화장실 문 손잡이와 가까운 벽에 세로형 안전손잡이를 설치합니다.

4-5 스위치와 콘센트

· 스위치와 콘센트는 벽과 대비되는 색상으로 부착하여 인지하기 쉽도록 합니다.
· 콘센트는 물에 노출되지 않도록 커버나 캡으로 덮어 둡니다.

4-6 샤워용 의자, 샤워기

· 목욕이나 샤워할 때 앉을 수 있도록 의자를 둡니다.
· 의자는 좌우에 손잡이가 있고, 앉았다 일어서기 편안한 것을 사용합니다.
· 샤워기는 벽면 고정형 대신, 손으로 잡고도 사용할 수 있는 것으로 설치합니다.
· 샤워 커튼은 없애고 샤워스크린을 설치합니다.
· 욕조가 있는 경우, 욕조 옆에도 안전손잡이를 설치하여 앉았다 일어나기 쉽도록 합니다.
· 안전손잡이는 눈에 잘 띄는 색상이 사용되어야 합니다.

4-7 수납 가구, 목욕용품

· 수납가구는 되도록 눈높이로 낮춥니다.
· 수납장 모서리가 날카로운 경우에는 모서리보호대를 붙입니다.
· 유리와 같이 깨질 수 있는 재질은 사용하지 않습니다.
· 수납장 안에 물건을 쉽게 알 수 있도록 적절한 그림이나 표지를 붙여 둡니다.
· 비누, 샴푸 등 자주 사용하는 목욕용품을 쉽게 보이고 사용하기 쉬운 위치에 놓습니다.
· 유색의 수건이나 화장지를 사용하는 것이 좋습니다.

4-8 거울

· 치매가 진행되면 거울 앞에 커튼, 블라인드를 치거나 장식을 달아둡니다.

4-9 세면대

· 세면대에도 필요할 시 안전손잡이를 달아줍니다.
· 친숙한 형태의 수도꼭지를 사용합니다.
· 물의 온도를 제한하고, 냉온수가 섞여 나오도록 되어 있는 것을 사용합니다.
· 냉수, 온수가 둘 다 나오는 경우, 쉽게 구분되도록 냉온 표시가 되어 있는 것을 사용합니다.
· 쉽게 알아볼 수 있는 색상의 수도꼭지를 사용합니다.

08 우리집 체크리스트

4. 욕실·화장실

4-10 변기

· 변기는 좌식 변기로 교체하며, 변기가 너무 낮을 경우, 두꺼운 변기 시트를 활용합니다.
· 변좌 뚜껑의 색상을 변기와 다른 색상으로 바꿉니다.
· 화장지걸이는 변기 옆이나 앞쪽에 있는 것이 좋습니다.

4-11 안전손잡이

· 변기 옆에 안전손잡이를 설치합니다.
· 욕조 옆에도 안전손잡이를 설치하여 욕조내부로 들어가고 나오기 쉽도록 합니다.
· 안전손잡이는 알아보기 쉽도록 눈에 띄는 색상을 사용합니다.

• 위험물품

· 위험한 세제(화학약품)는 내부가 보이지 않는 안전한 보관함에 따로 보관합니다.

• 난방 및 환기

· 겨울에도 따뜻하게 욕실을 사용할 수 있도록 난방기를 설치합니다.
· 욕실 공간에는 따뜻한 계열의 색상을 활용합니다.
· 통풍이 잘 되도록 환기 장치를 설치합니다 .

• 배수

· 욕실 바닥에 떨어진 물기는 낙상사고 발생에 가장 큰 원인이 되므로 물이 바로 잘 빠질 수 있도록 바닥경사와 배수구를 정비합니다.

• 화장실 문 표지판

· 욕실/화장실을 알아보기 쉽도록 적절한 그림이나 표지를 붙입니다.
· 그림이나 표지는 눈높이에 부착하도록 하며, 글보다는 그림이나 사진을 활용하는 것이 좋습니다.
· 밤에도 인지할 수 있도록 문에 야광스티커로 표시해도 좋습니다.

5. 주방·식당

총 30개 항목 | 10개 이하(미흡), 11–20개(적정), 21개 이상(우수)

총 ( ) 개

5–1 냉장고

· 냉장고 안에는 내용물을 확인할 수 있는 투명한 플라스틱 통 등을 사용하여 잘 정리해 둡니다.
· 양념통에는 견출지로 이름을 붙여두고, 음식에는 유통기한을 적어놓는 것이 좋습니다.
· 장 볼 물건을 기록하기 쉽도록 메모판(예:화이트보드)을 마련해둡니다.

5–2 수납장

· 수납 물품을 찾기 쉽도록 수납 물품에 해당하는 글/그림의 표식을 붙여둡니다.
· 내부가 보이는 수납장을 사용합니다.
· 수납장 문과 손잡이는 서로 대비되는 색상을 사용합니다.
· 너무 높지 않은 수납장을 설치합니다.

5–3 식기

· 식기는 가능한 바닥이 평평한 것을 사용합니다.
· 식탁보나 식탁 매트는 식기와 다른 색상으로, 잘 미끄러지지 않는 것을 선택합니다.

5–4 싱크대

· 조리대는 밝은 색상의 관리가 용이한 재질을 사용합니다.
· 싱크대는 어르신의 키에 맞추어 조정합니다.
· 싱크대 모서리가 날카로운 경우에는 모서리 보호대를 붙여줍니다.

5–5 가스와 전기 레인지

· 전기 레인지는 약한 불일 때 켜져있는것을 구별하기 어려우므로 어르신 상태에 맞는 방식을 선택합니다.

5–6 가스타이머

· 가스를 켜두고 나가지 않도록 가스타이머를 설치합니다.

08 우리집 체크리스트

5. 주방·식당

5-7 각종 주방용품

· 주방용품은 교체할 경우, 기존에 쓰던 것과 비슷한 것으로 마련합니다.
· 주전자는 되도록 물이 끓으면 소리가 나거나 자동으로 꺼지는 것을 사용합니다.
· 화상의 염려가 있으므로 압력솥의 사용을 지양하거나 조심하도록 표시합니다.
· 테두리가 너무 낮지 않은 형태의 프라이팬으로 사용합니다.
· 전자레인지 사용을 권장합니다.

5-8 수도꼭지

· 어르신께 익숙한 형태의 수도꼭지를 사용합니다.
· 온수와 냉수 구별이 힘들 경우 스티커 등으로 표기를 하여 인지가 쉽도록 합니다.

5-9 주방가구, 의자

· 가구는 벽이나 바닥과 명확히 구분이 되고, 예전부터 사용하던 디자인의 주방 가구를 사용합니다.
· 수납장은 안에 물품이 보이도록 하는 것이 좋습니다.
· 자주 사용하는 주방기구는 싱크대 선반 위에 놓아둡니다.
· 식탁 의자는 좌우 손잡이가 있고, 앉았다 일어나기 좋은 것을 사용합니다.
· 의자는 편안하고 닦기 쉬운 소재로 된 것을 선택하며, 테두리가 각진 의자나 너무 딱딱한 의자는 피합니다.
· 어르신의 종아리 길이에 알맞은 낮은 높이의 의자를 설치합니다.

5-10 약통

· 약통을 요일별 아침, 점심, 저녁으로 나누어 약통 앞에 표지를 붙여줍니다.

• 꽃병

· 식탁을 꽃으로 장식할 수 있도록 꽃병을 두는 것도 좋습니다.

• 식사시간

· 식사시간을 시계에 표시에 두거나 알람을 설정해 줍니다.

6. 다용도실 · 베란다

총 19개 항목 | 7개 이하(미흡), 8–14개(적정), 15개 이상(우수)

총 ( ) 개

6–1 바닥

· 장애물이 될만한 불필요한 물건들은 치우도록 합니다.
· 세탁기가 있거나 별도의 수도가 있는 경우, 미끄럼방지 타일로 교체하거나 미끄럼방지 스티커를 붙여둡니다.
· 벽과 바닥이 잘 구분될 수 있도록 구별이 가능한 색상을 사용합니다.

6–2 문턱

· 가능한 문턱을 없애도록 하며, 없애지 못할 경우에는 눈에 띄는 색상의 띠로 차이를 표시합니다.

6–3 문, 문손잡이

· 다용도실에 문이 있는 경우, 문손잡이는 문과 색상를 달리하여 쉽게 잡을 수 있도록 합니다.
· 문이 잠기지 않도록 잠금장치를 없애거나, 밖에서 쉽게 문을 열수 있도록 합니다.

6–4 조명 스위치와 전기 콘센트

· 조명 스위치와 전기 콘센트를 쉽게 알아볼 수 있도록, 벽과 구별이 가도록 대비되는 색상을 적용합니다.
· 스위치 버튼 간에도 색상을 달리 합니다.

6–5 표지판 및 이름표

· 수납장 안에 어떤 물건이 있는지 알려주는 적절한 그림이나 표지를 붙여둡니다.
이때 글보다는 그림이나 사진을 활용하는 것이 좋습니다.
· 자주 사용하는 물건은 손이 잘 닿는 위치의 선반에 둡니다.
· 쓰레기통에도 재활용품 별로 그림을 붙여서 쉽게 구분하여 정리할 수 있도록 합니다.

6–6 세탁기

· 세탁기를 교체해야 하는 경우, 익숙한 형태의 세탁기로 교체합니다.
· 작동법에 익숙하지 않다면, 필수 버튼에 번호를 표기하여 순서대로 누를 수 있도록 합니다.
· 빨래를 꺼낼 때에 허리를 숙이지 않아도 되도록 긴 집게를 세탁기 옆에 둡니다.

08 우리집 체크리스트

6. 다용도실·베란다

6-7 수도꼭지

· 친숙한 형태의 수도꼭지를 사용합니다.
· 너무 뜨거운 물이 나오지 않도록 온도를 제한하고, 냉온수가 섞여 나오도록 되어 있는 것을 사용합니다.
· 냉수와 온수를 쉽게 구분할 수 있도록 냉온 표시가 되어 있는 것을 사용합니다.

6-8 위험물질

· 각종 세제나 위험 물질들은 착각하지 않도록 구분하여 수납장 안에 잘 넣어둡니다.
· 치매가 진행되면 접근하지 못하도록 잠금장치를 해둡니다.

7. 현관

총 15개 항목 | 5개 이하(미흡), 6-10개(적정), 11개 이상(우수)

총 ( ) 개

7-1 보관함

· 중요한 물품들은 항상 같은 장소에서 찾을 수 있도록 보관 통을 마련해둡니다.
· 현관주변 잘 보이는 곳에 지팡이 등의 보행 보조기구를 둡니다.

7-2 가구

· 신발장의 모서리가 날카로운 경우에는 모서리 보호대를 붙여줍니다.
· 공간이 허락되면 현관에 지지대가 있는 의자를 놓아두며 신발을 신기 편하도록 합니다.
· 긴 구둣주걱을 걸어둡니다.

7-3 조명

· 센서등을 설치하여 자동으로 불이 들어오도록 합니다.

7-4 바닥

· 걸려 넘어지지 않도록 바닥에 불필요한 물건들은 놓지 않도록 합니다.
· 화려하고 복잡한 무늬, 줄무늬 등은 피합니다.

7-5 문안전장치

· 치매 진행여부에 따라 안쪽에 잠금장치를 추가하고, 센서를 설치하여 혼자 외출 시도 시, 알람이 울리도록 합니다.
· 문이 서서히 닫힐 수 있도록 문 안전장치를 설치합니다.
· 외출을 소리로 확인할 수 있도록 종 등을 설치합니다.

7-6 문턱

· 가능한 문턱을 없애도록 합니다.
· 바닥과 단차가 있는 경우 눈에 띄는 색상으로 차이를 표시합니다.

7-7 메모판

· 문단속을 하고 나가도록 현관문 안쪽에 표지를 해두거나 음성안내 장치를 설치합니다.

• 옷걸이

· 계절별로 잘 입는 외투와 겉옷가지를 현관 한 곳에 걸어 두어 찾기 편하게 하고, 면역력이 약한 노인의 건강에도 도움이 됩니다.

09 도움이 되는 정보

치매 걱정되시나요?

치매단계	걱정단계	경도인지장애 단계	초기 치매 단계
	65세 이상이 되셨다면, 치매검진을 꼭 받아보세요.	기억력의 저하가 있지만 어르신 스스로 충분히 생활하실 수 있는 단계입니다.	일상생활에 약간 문제가 생기는 단계로 우울증, 의심 등이 생기며 어르신의 성격이 변할 수도 있습니다.
꼭! 알아두어야 할 사항	치매 콜 센터 (국번없이) 1899-9988 중앙치매센터	치매 조기 검진 보건소	노인장기요양등급 신청이 필요합니다. • 치매센터 방문/ 전화 / 인터넷 국민건강보험공단
알아두면 좋은 사항	치매 자가진단 모바일 앱 / PC 버전 (Google Play Store : 치매체크 앱) - www.nid.or.kr 중앙치매센터 온라인 상담 및 검사 서비스 서울시 광역 치매센터 치매 예방 교육 및 검진 치매지원센터		인지 건강 프로그램 데이케어센터 운영 저소득층 치매 환자 치료비 지원 치매지원 센터

약챙기기 과식 금지 음주 금지

관리에 따라 환자의 50%가 치매로
진행할 수도, 그렇지 않을 수도 있습니다.

치매로 진단받으셨어요?

중증도 치매 단계

환각과 망상, 수면장애, 배회, 난폭 행동 등 행동 문제들이 나타나는 시기입니다.

중증 치매 단계

어르신의 일상 생활과 의사소통이 거의 불가능한 상태입니다.

조호물품 지원
치매지원센터

노인돌봄종합서비스
동주민센터 (구 동사무소)

배회 가능 어르신 인식표 보급
실종 치매 노인찾기 및 가족지원
중앙치매센터

치매노인 실종방지 위치 추적기
국민건강보험공단

치매가족교실 치매가족 자조모임
간병 지원 앱
(Google Plat Store : 동행 앱)
중앙치매센터

치매가족휴가제
국민건강보험공단

전문가의 도움이 필요할 때

1
어르신의 행동이 가족의 안정에 심각하게 위험이 된다고 느낄 때

2
어르신께서 복합적인 질환으로 힘들어 하실 때

3
가족의 심리적, 신체적 건강에 문제가 있을 때

서울시 광역치매센터
02-3431-7200
국민건강보험공단 1577-1000
보건복지부 콜센터 129
치매지원센터
강남구 02-3451-2500
강동구 02-489-1130
강북구 02-991-9830
강서구 02-3663-0943
관악구 02-879-4910
광진구 02-450-1381
구로구 02-2612-7041
금청구 02-3281-9082
노원구 02-911-7778
도봉구 02-955-3591
동대문구 02-957-3062
동작구 02-598-6088
마포구 02-3272-1578
서대문구 02-379-0183
서울중구 02-2238-3400
서초구 02-591-1833
성동구 02-918-2223
송파구 02-425-1694
양천구 02-2698-8680
영등포구 02-831-0855
용산구 02-790-1541
은평구 02-388-8233
종로구 02-3675-9001
중랑구 02-435-7540

09 도움이 되는 정보

노인장기요양보험 정보

노인장기요양보험

65세 이상의 어르신과 65세 미만으로 노인성 질병을 가진 사람을 대상으로 하며, 신청 → 인정조사 → 등급판정 → 이용계획서 작성 → 결과통지 → 서비스이용의 순서로 절차가 이루어집니다.
문의전화 : 1577-1000

노인장기요양보험 급여종류 및 내용

- 노인요양시설 이용 : 노인요양시설, 노인요양공동생활가정, 노인전문병원
- 재가노인복지시설 이용 : 재가노인복지시설, 방문요양서비스, 주야간보호서비스, 단기보호서비스, 방문목욕 서비스 재가급여 · 시설급여
- 복지용구 : 일상생활 또는 신체활동 지원에 필요한 용구로써 보건복지부장관이 정하여 고시하는 것을 구입하거나 대여해주는 급여
- 특별현금급여(가족요양비) : 수급자가 섬 · 벽지에 거주하거나 천재지변, 신체 · 정신 또는 성격 등의 사유로 장기요양급여를 지정된 시설에서 받지 못하고 그 가족 등으로부터 방문요양에 상당하는 장기요양 급여를 받을 때 지급하는 현금급여

노인보호전문기관 (노인학대, 방임)

서울시 북부
강북구, 노원구, 도봉구, 동대문구, 서대문구,성동구, 성북구, 은평구, 종로구, 중구, 중랑구
02-921-1389

서울시 남부
강남구, 강동구, 강서구, 관악구, 광진구, 구로구, 금천구, 동작구, 마포구, 서초구, 송파구, 양천구, 영등포구, 용산구
02-3472-1389

긴급정보 전화번호

화재 · 구조 · 구급 · 재난신고응급의료 · 병원 정보 119

정부통합 민원서비스 110

보건복지 콜센터 129

사회서비스 콜센터 1566-3232(4번 선택)

생활정보 전화번호

도시가스 고객센터
서울 : 1588-5788
인천 : 1600-0002
중부 : 1544-0041
충남 : 1666-0009
경남 : 055-260-4000
경동 : 1571-8181
부산 : 1544-0009
강원 : 1599-0009

코원에너지서비스 : 1599-3366
미래엔서해에너지 : 1577-6580
지에스이 : 1577-1169
참빛 도시가스 : 1899-9100
삼천리 도시가스 : 1544-3002
대성에너지 : 1577-1190
서라벌 도시가스 : 1544-5916
제주 도시가스 : 1600-3437

주거환경

10 쉽게 찾아 보기

| 주거환경 낱말안내 |

가스차단기	가스 중간밸브에 설치하는 것으로 가스레인지 사용 시 원하는 시간을 설정하게 되면 가스밸브를 잠그지 않더라도 설정시간에 맞추어 자동으로 닫히게 되는 "가스안전장치"	16,17,39,52P
간접조명	빛을 천장이나 벽에 투사하여 반사되는 빛이 퍼져 나오게 하는 방식으로 빛이 부드러워서 눈부심이 적고 온화한 분위기를 얻을 수 있는 조명	13p
격자모양	십자형(바둑판) 모양	16,50p
도색	페인트 등을 색이 나게 칠하는 것	32p
데이케어센터	주간 또는 야간 동안 부득이한 사유로 가족의 보호를 받을 수 없는 심신이 허약한 어르신에게 필요한 각종 편의를 제공하여 생활안정과 심신기능의 유지, 향상을 도모하기 위한 시설	62p
레버형	지렛대 역할을 하는 막대형태	32,50p
레이스 커튼	얇고 비치는 소재를 사용하여 겉 커튼 안쪽에 설치하는 얇은 커튼	16,20,50p
명도차	명도는 색의 밝고 어두움 정도의 차이를 나타내는 것으로, 밝기가 다른 두색이 서로의 영향으로 밝은 색은 더 밝게, 어두운 색은 더 어둡게 보이는 것 (예 : 검은색과 연회색 두 가지 배경색 위에 동일한 밝기를 가진 회색을 배치할 경우 연회색 바탕 위의 회색이 훨씬 더 어두운 회색으로 보임)	13p
샤워스크린	유리 등을 이용한 목욕용 샤워 칸막이	33,56p
색상대비	서로 다른 색상이 대조가 되어 색상차이가 크게 보이는 효과로, 색상대비가 강하면 주목성을 높일 수가 있음	14,29,35,50p

시인성	주위 색과 차이가 뚜렷해서 눈에 쉽게 띄는 현상으로 먼 거리에서도 식별이 쉬운 성질, 명도차이가 클수록 시인성이 높음 (예 : 검은색 배경일 때 노랑, 주황 등이 시인성 좋고, 흰색 배경일 경우 자주, 파랑 등이 시인성이 좋음)	32p
인지	자극을 받아들이고, 저장하고, 인출하는 일련의 정신과정으로 지각, 기억, 상상, 개념, 판단, 추리를 포함하여 무엇을 안다는 것	2p
자조모임	공통적인 문제를 가진 사람들이 모여 공통의 목적을 위하여 자발적이고 비전문적인 활동을 함으로써 집단의 개개인이 도움을 얻는 모임	63p
전기레인지	전기로 음식을 조리하는 기구로서 가스레인지에 비해 가스누출, 폭발위험이 없고 세척이 편리하며 에너지 소비량이 적음	11,39,58p
조호물품	치매환자 등에게 일상생활에 도움이 되도록 제공되는 물품	63p
코너각	미끄럼을 방지하기 위해 계단 모서리 등에 부착하는 기성제품	14,50p
치매	여러가지 원인에 의한 뇌손상에 의해 기억력을 비롯한 여러 인지기능의 장애가 생겨, 예전 수준의 일상생활을 유지할 수 없는 상태	16,20,35,45, 49,52,61~3p
탄력밴드	고무로 이루어진 밴드로, 늘어나는 탄성을 이용하여 근력을 강화시키기 위한 운동용품	54p
환시	실제로 존재하지 아니한 것을 마치 보이는 것처럼 느끼는 환각 현상	16p
회상	지난 일을 돌이켜 생각하는 일	21p

인지건강 주거환경

—

스티커북

※ 필요한 곳에 붙여서 사용하세요.

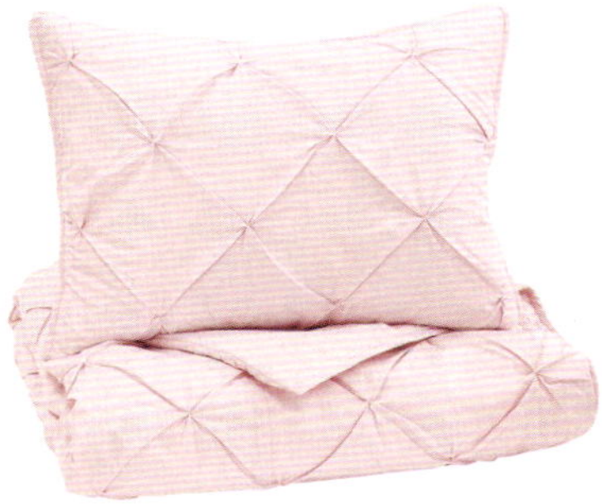

침구류

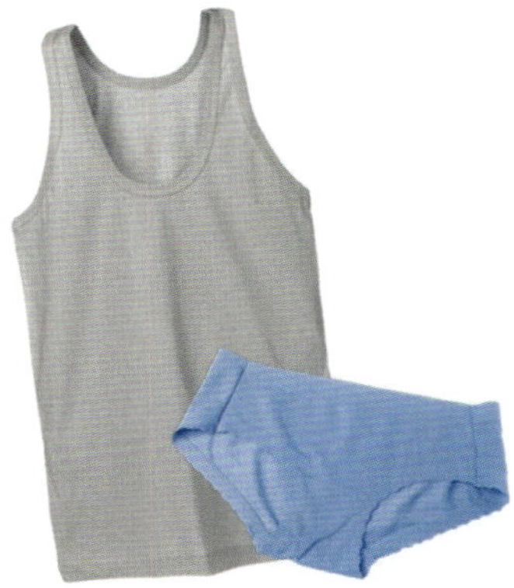

속옷

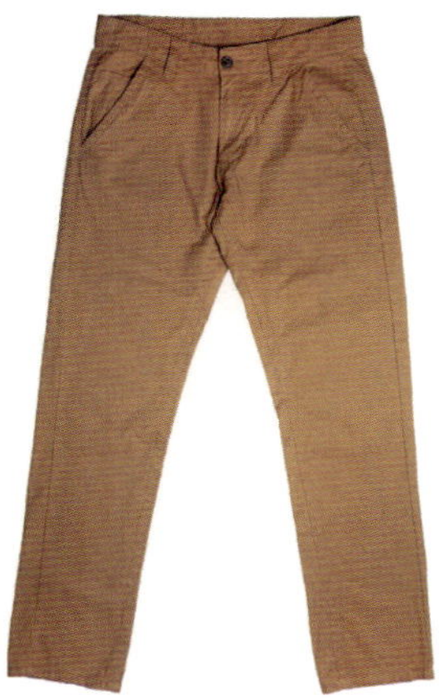

바지

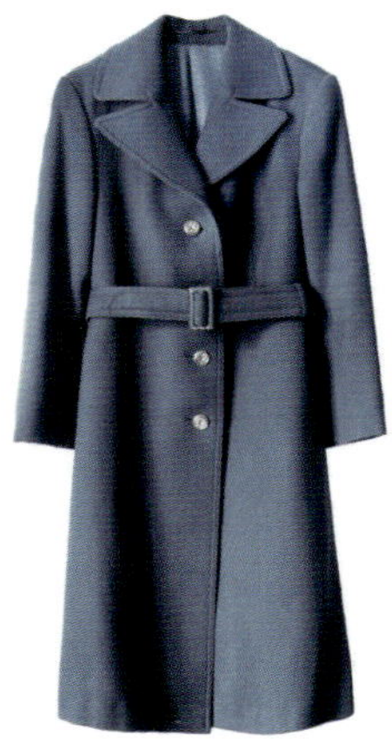

외투

※ 필요한 곳에 붙여서 사용하세요.

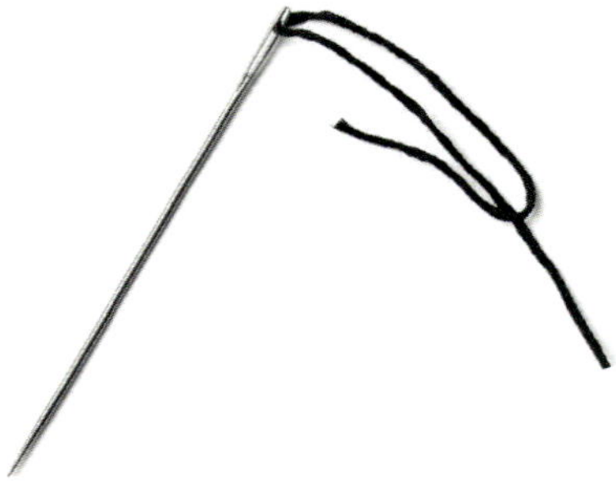

바늘.실

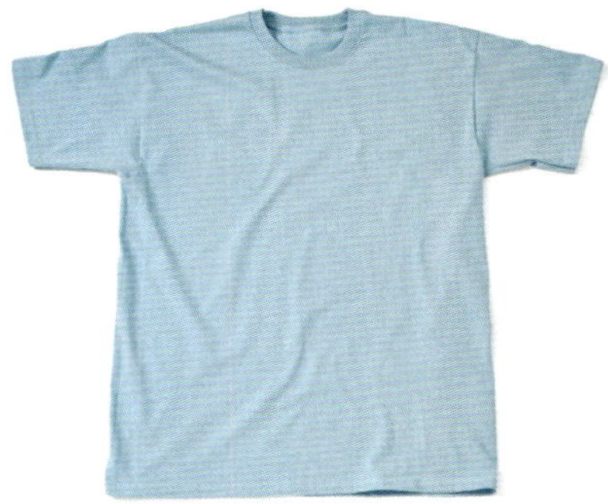

티셔츠

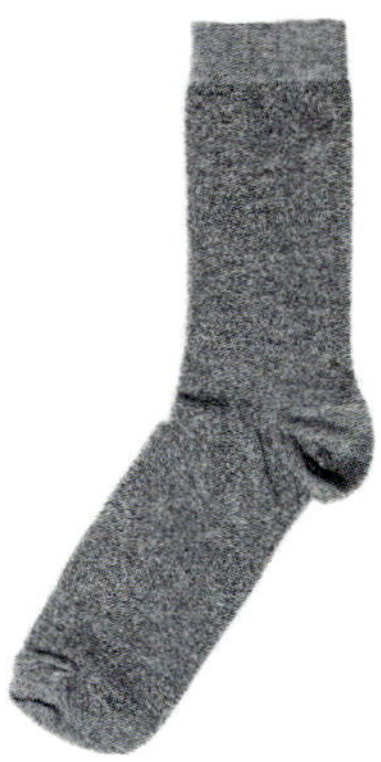

양말

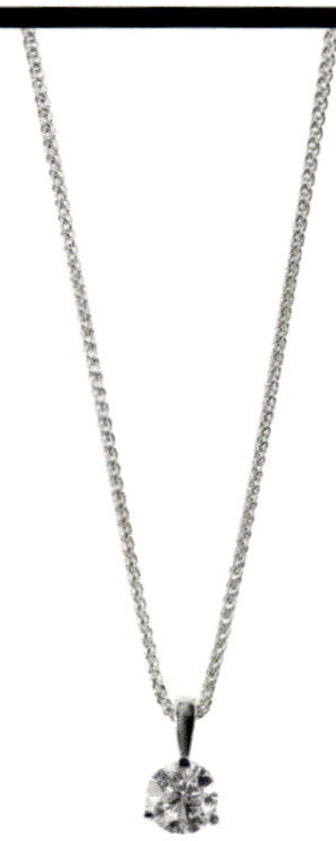

목걸이

※ 필요한 곳에 붙여서 사용하세요.

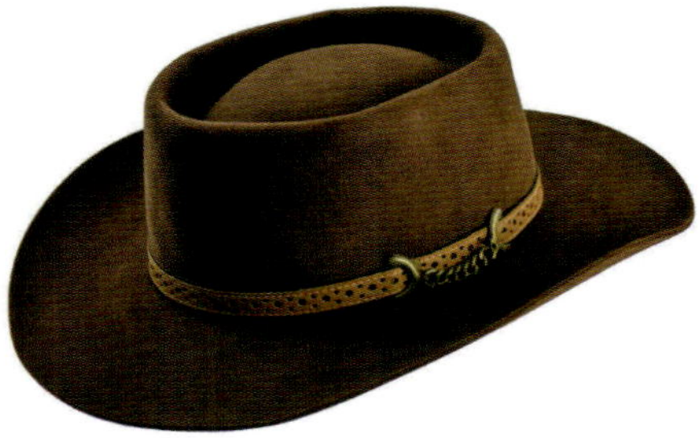

모자

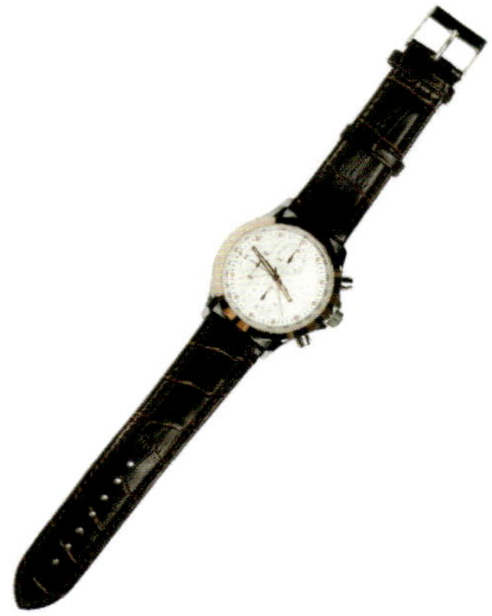

손목시계

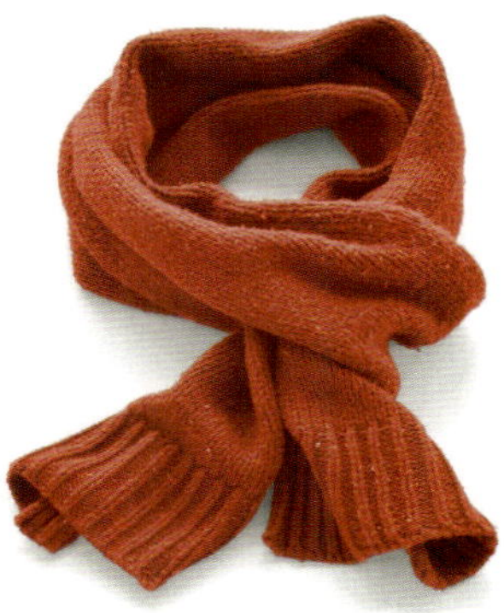

목도리

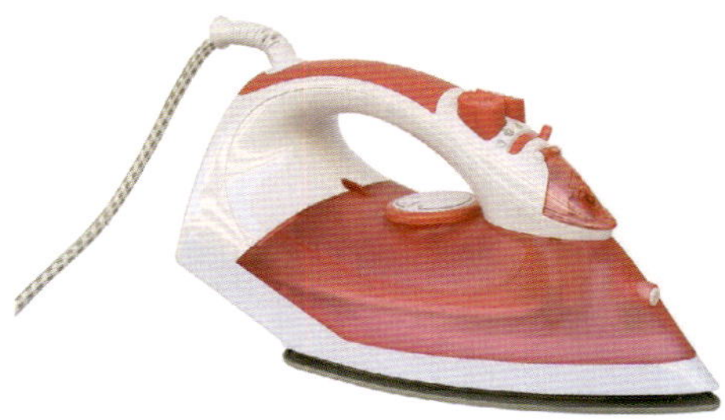

다리미

※ 필요한 곳에 붙여서 사용하세요.

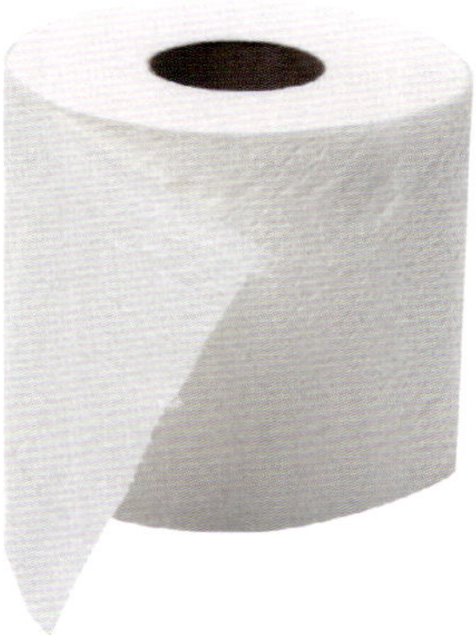

화장지

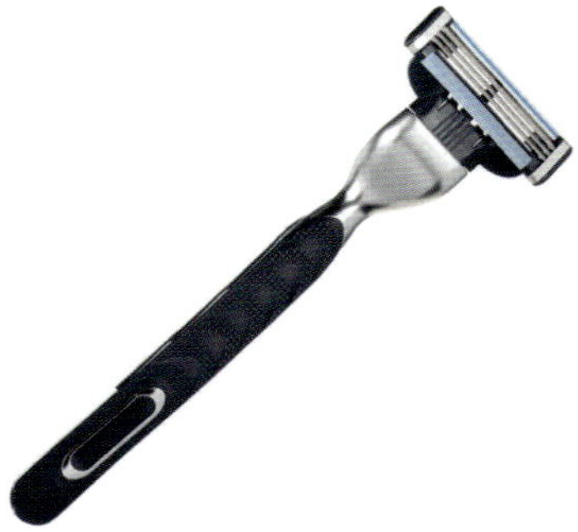

면도기

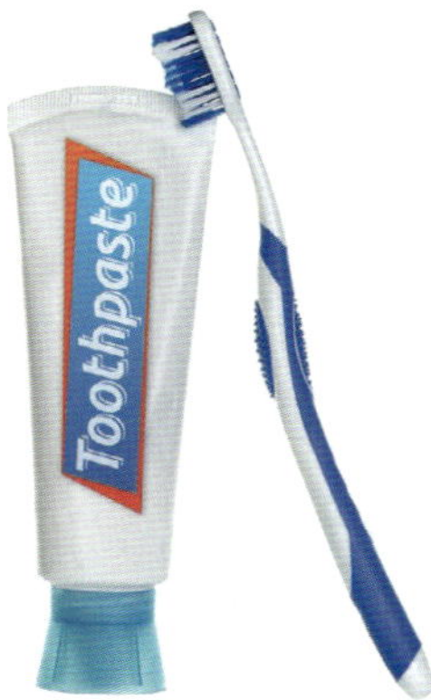

칫솔, 치약

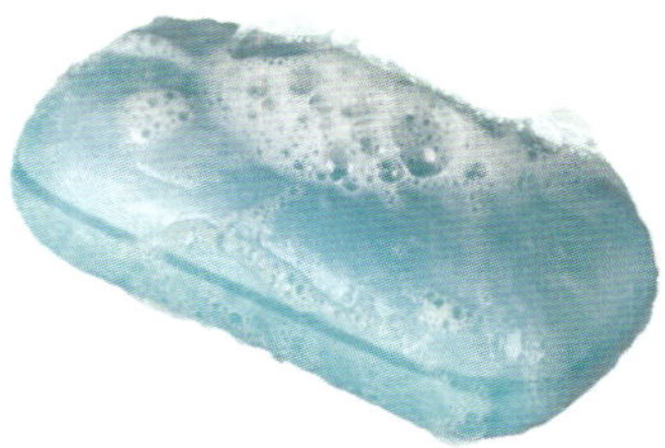

비누

※ 필요한 곳에 붙여서 사용하세요.

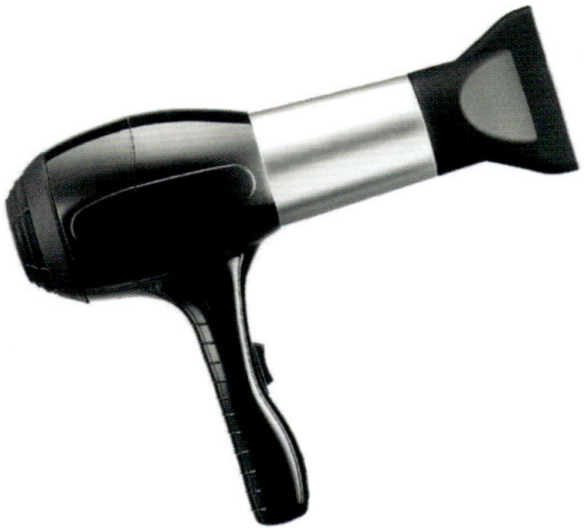

드라이기

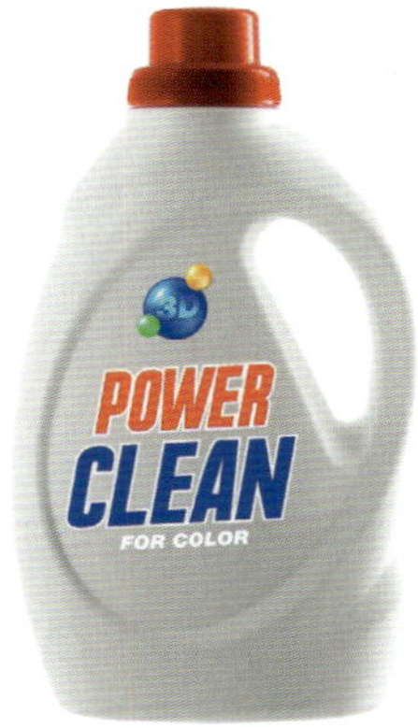

세탁세제

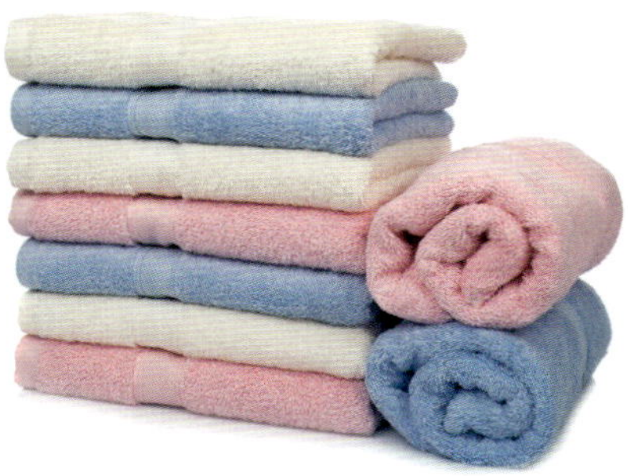

수건

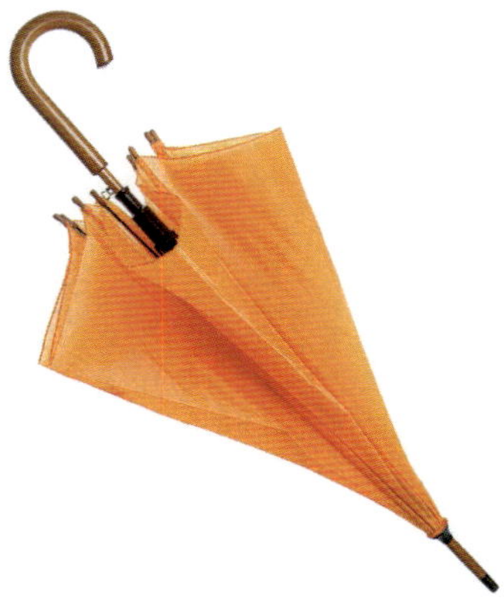

우산

※ 필요한 곳에 붙여서 사용하세요.

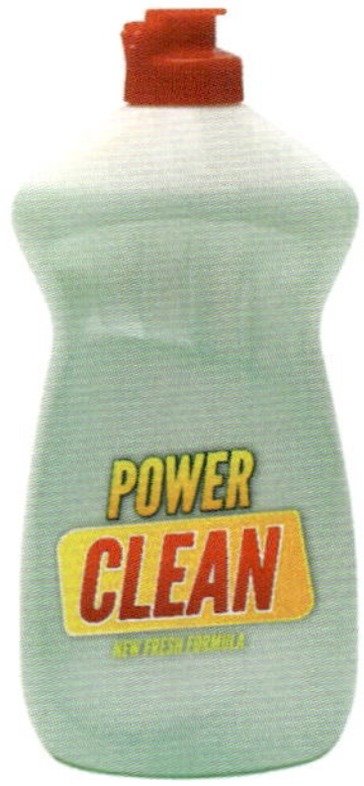

주방세제

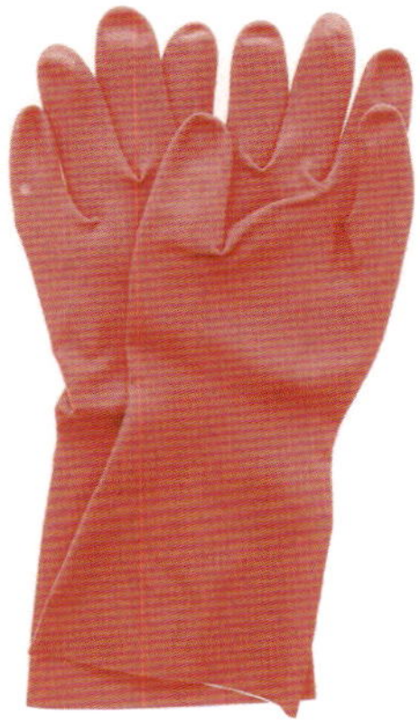

고무장갑

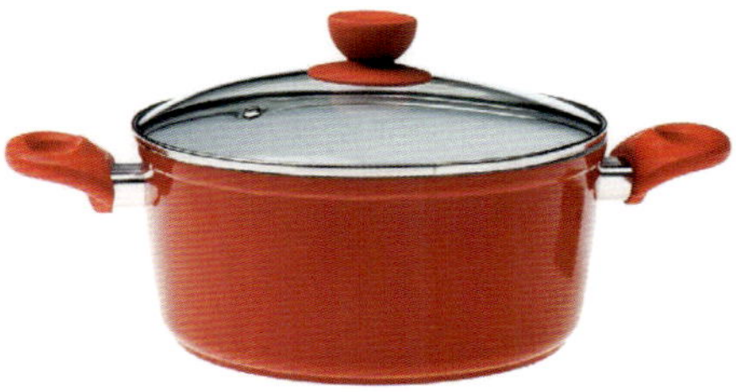

냄비

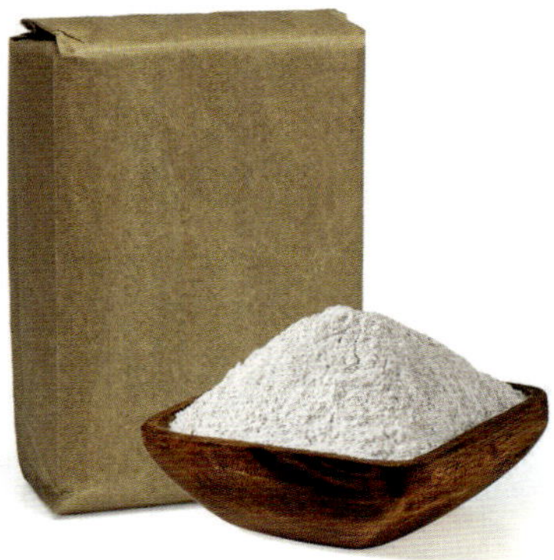

밀가루

※ 필요한 곳에 붙여서 사용하세요.

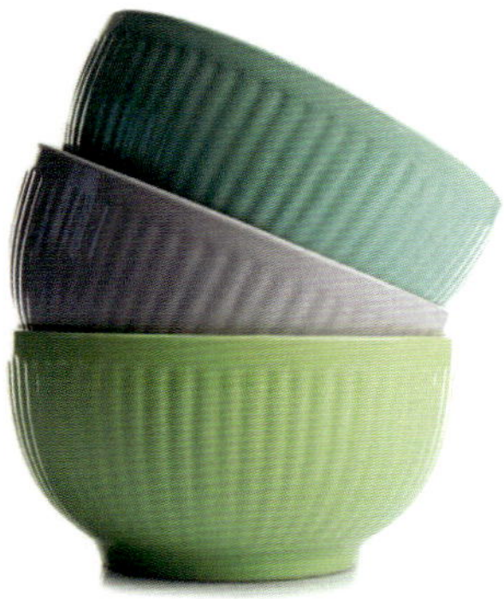

그릇

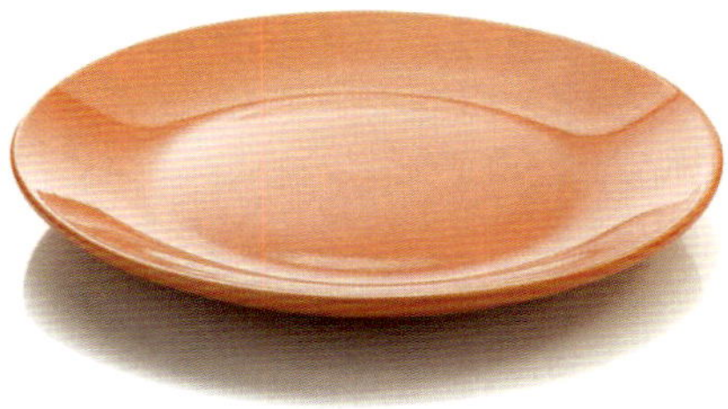

접시

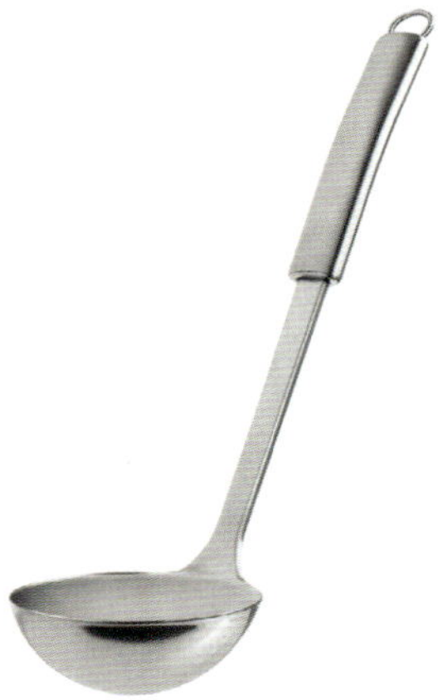

국자

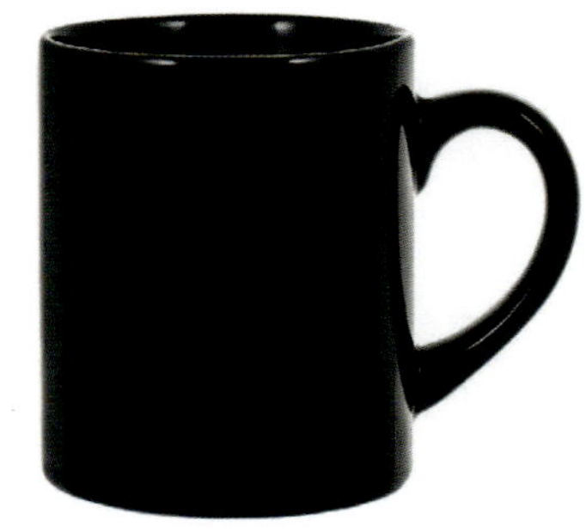

컵

※ 필요한 곳에 붙여서 사용하세요.

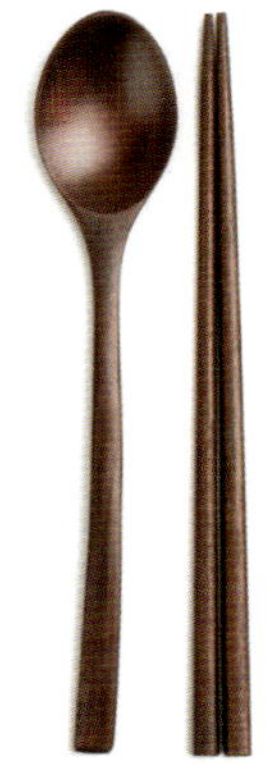

수저

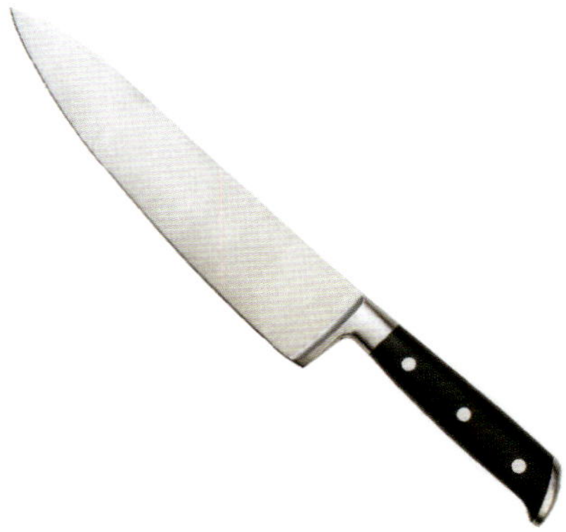

칼

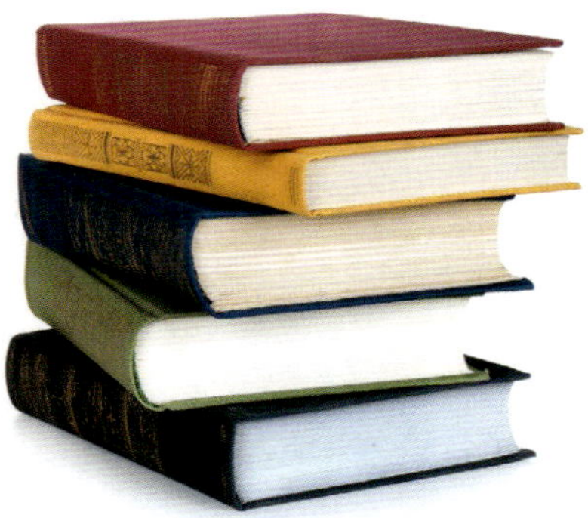

책

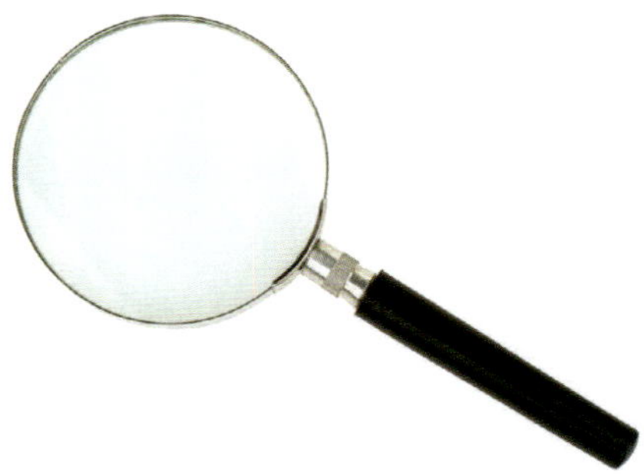

돋보기

※ 필요한 곳에 붙여서 사용하세요.

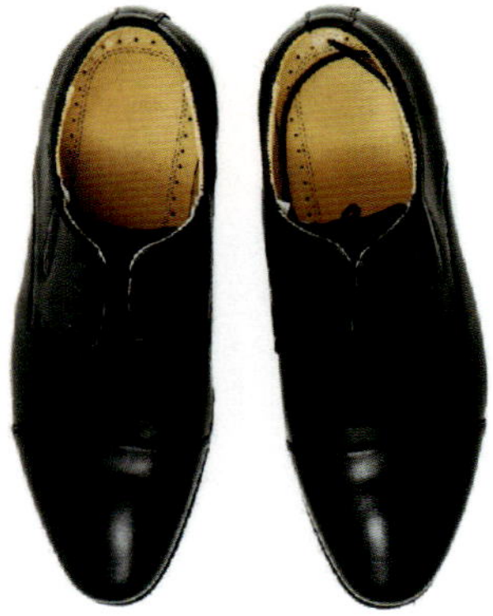

신발

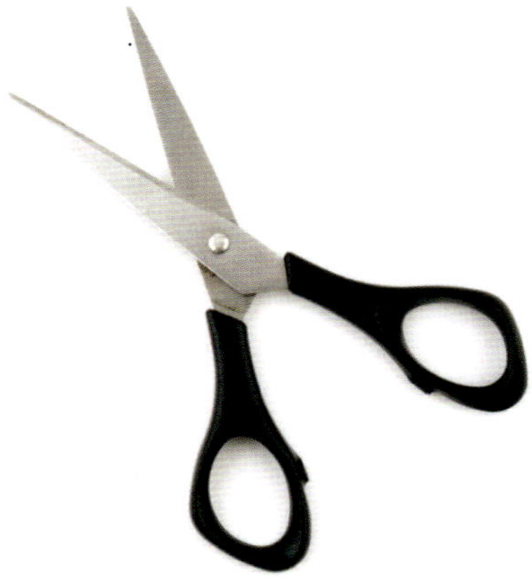

가위

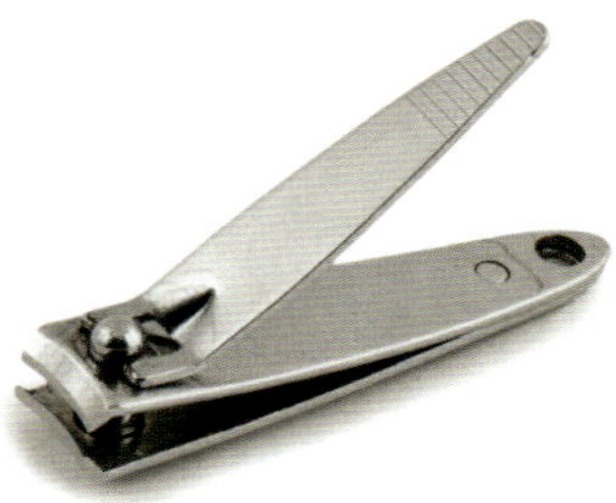

손톱깎이

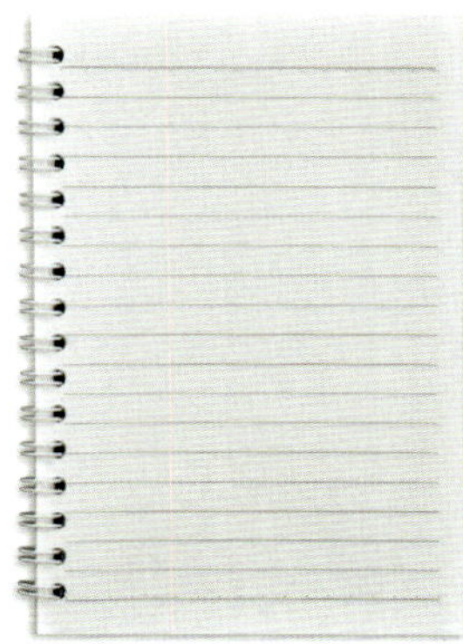

노트

※ 필요한 곳에 붙여서 사용하세요.

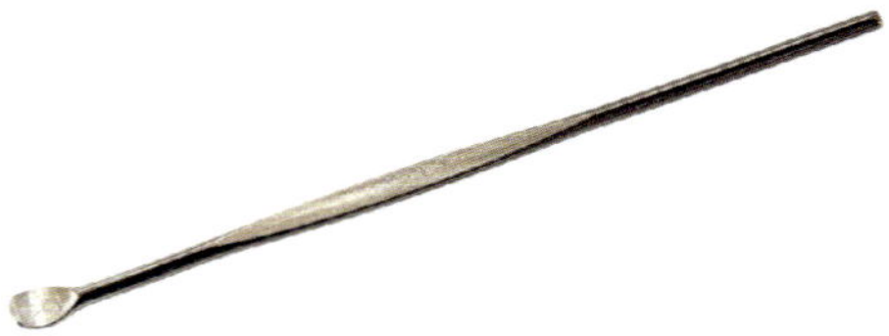

귀이개

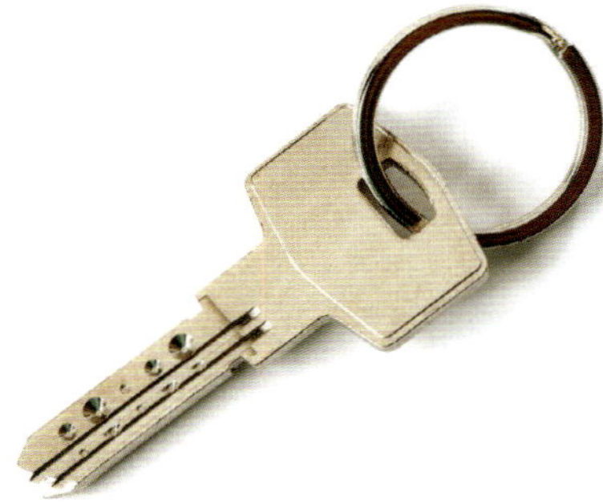

열쇠

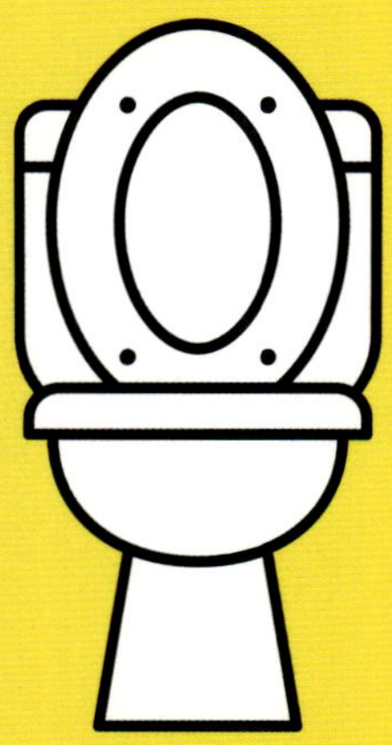

화장실

참기름	들기름
스킨	주방세제
설탕	린스
소화제	두통약
샴푸	소금
감기약	로션

※ 평소 헷갈리는 물품에 붙여서 사용하세요.

1일 3회	까지 먹기
1일 3회	까지 먹기

※ 평소 헷갈리는 물품에 붙여서 사용하세요.

1일 3회	까지 먹기
1일 3회	까지 먹기

※ 평소 헷갈리는 물품에 붙여서 사용하세요.

- 화재 · 구조 · 구급 · 재난신고 응급의료 · 병원 정보 119
- 정부통합 민원서비스 110
- 보건복지 콜센터 129
- 사회서비스 콜센터 1566-3232(4번 선택)

- 화재 · 구조 · 구급 · 재난신고 응급의료 · 병원 정보 119
- 정부통합 민원서비스 110
- 보건복지 콜센터 129
- 사회서비스 콜센터 1566-3232(4번 선택)

※ 가족, 친지 등 전화번호를 기입하고, 전화기 옆에 붙여 사용하세요.

비 상 연 락 망

☎

☎

☎

☎

☎

비 상 연 락 망

☎

☎

☎

☎

☎

※ 가족, 친지 등 전화번호를 기입하고, 전화기 옆에 붙여 사용하세요.

온 냉

온 냉

온 냉

※ 수도꼭지 벽면에 붙여서 사용하세요.

온 냉

온 냉

온 냉

※ 수도꼭지 벽면에 붙여서 사용하세요.

인지건강 생활환경 가이드북_주거환경_참고문헌

Good Practice in the Design of Homes and Living Spaces for People with Dementia and Sight Loss
University of Stirling
- Thomas Pocklington Trust 2014

Improving the Design of Housing to Assist People with Dementia
University of Stirling
- The Dementia Services Development Centre 2013

Making your Home a Better Place to Live with Dementia
Care & Repair England
- Care & Repair England 2014

Living Well with Dementia
The Royal Borough of Kensington and Chelsea Guide
- West London Clinical Commissioning Group 2013

リフォーム＆住み替えガイドブック
一般社団法人高齢者住宅推進機構
- 2014

Universal Design Guidelines: Dementia Friendly Dwellings for People with Dementia, their Families and Carers
Centre for Excellence in Universal Design
- NDA (National Disability Authority) 2015

인지건강 생활환경 가이드북_주거환경

발행일 2017년 12월
판권 · 판쇄 초판
편집인 문화본부장 서정협
디자인정책과장 변서영
기획 · 개발 디자인개발팀장 강효진
담당 주무관 김원기
발행처 서울특별시 서울특별시 중구 덕수궁길 15
제작부서 디자인정책과 디자인개발팀
연구 (주)팀인터페이스
※공동연구 (사)한국복지환경 디자인 연구소
자문 서울대학교 심리학과 최진영 교수
디자인 · 인쇄 (주)무닉 / (주)재영프린팅
사진제공 서초구 기억 키움센터 치매 안심 하우스(*)

문의 서울특별시 문화본부 디자인정책과 Tel.02 2133 2725